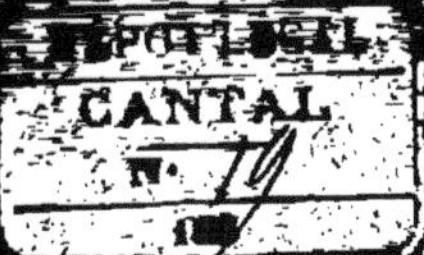

LES GRANDES LIGNES
ALPHABÉTIQUES
DE L'HYGIÈNE

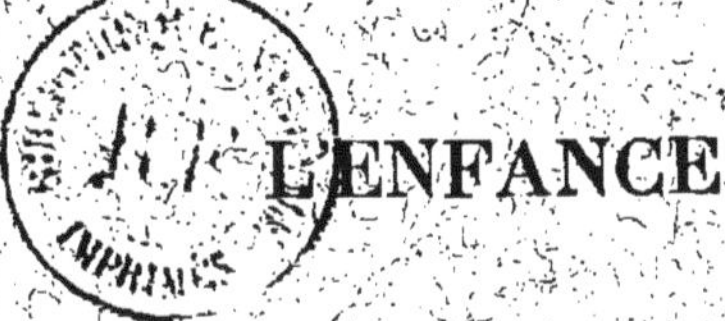

L'ENFANCE

E. DETOIS
ancien élève de l'Ecole Polytechnique

1 fr. 80

« ÊTRE UTILE »

1908
ROUX, ÉDITEUR A AURILLAC, RUE DE LA RÉPUBLIQUE, 4

LES GRANDES LIGNES
ALPHABÉTIQUES
DE L'HYGIÈNE

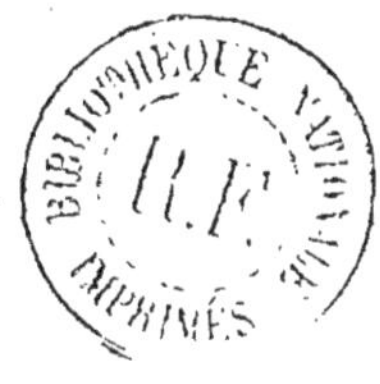

Ceci est une causerie sur « l'œuf de Christophe Colomb », dédiée aux personnes de bonne foi désireuses de s'instruire.

GENERALITES

Introduction.

L'Hygiène est le soubassement du monde. On ne saurait méconnaître son rôle prépondérant sur la prospérité ou l'abaissement d'un peuple : notre degré de trempe physique et morale est le point de départ de nos destinées.

Les Anglais en fournissent un bel exemple (1), les Japonais également (en sus très sobres et végétariens, mais peut-être pas assez amateurs de l'Eau froide).

Soignons donc notre hygiène. Et c'est d'autant plus urgent que la *dépopulation*, ce stigmate de la décadence, nous menace comme l'épée de Damoclès : hommes de moins en moins aptes à la conscription, femmes incapables d'enfanter, et les uns et les autres esclaves d'une sensualité assouvie par tous les moyens.

***

But étroit de cet ouvrage.

Peut-être donnerons-nous un jour la démonstration schématique (et mathématique) *de l'absolue généralité des lois de la médecine naturelle*, — applicables par conséquent à tous les individus et en toutes circonstances (à part les ménagements voulus pour leur *adaptation* à chaque cas), sans la moindre dérogation sous prétexte de divergences dans le « tempérament » ou même dans l'état pathologique, ou de différences d'âge ou de sexe, de fluctuations dans les influences extérieures et am-

(1) Sens familial austère, Droit d'aînesse et Mère-forte ; Propreté. Hydrothérapie et Sport.

Roux, éditeur, à Aurillac (1 fr. 80).

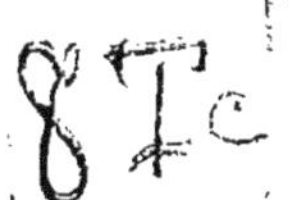

biantes (matérielles ou non), etc.. — Qu'on sache bien qu'elles existent: un article paru en 1908 dans « *Hygie* » (53 rue de Vaugirard) sous le titre *Bienfaits du Végétarisme*, en est presque la consécration expérimentale. —

Pour l'instant, nous bornerons nos vues au « pot-au-feu-hygiène » : mettons les points sur les i, mâchons et remâchons la matière; essayons de dégager et isoler, énoncer et scander, interpréter et vulgariser les grandes règles de la Santé; et indiquons aussi la façon pratique de s'en servir (trucs de l'opérateur).

Cette science s'impose avec une acuité croissante. Cependant, chez nous elle n'intervient encore que par convention ou fantaisie; puis c'est à qui l'estropiera de son mieux. On ne l'envisage tout au plus que comme un luxe, un superflu, un extra (lorsqu'on ne la tourne pas en dérision).

En définitive, jusqu'ici *l'Hygiène rationnelle* n'est point entrée dans nos mœurs, et on l'applique sans méthode: deux lacunes à combler.

⁂

Importance fondamentale des premiers éléments.

Petites causes, grands effets.

En toutes choses — et en matière scientifique a fortiori, c'est presque toujours par l'a. b. c. qu'on pèche. Or si l'on part du mauvais pied, on risque fort de patauger.

Du « tour de main » — ou de la compréhension complète (et sincère) d'une question *jusque dans ses plus infimes détails*, dépend la réussite. C'est de là que naissent les interminables (et funestes) controverses: néophytes et maladroits, nonchalants et sceptiques, timorés et hypnotiques, ambitieux et vaniteux se cantonnent ou se complaisent dans l'erreur et substituent leur routine ou « *leur* manière de voir », leur goût ou « *leur* opinion », leurs appétits ou leur intérêt, à *l'expérience consommée* dont ils n'ont souci ni même notion; ils s'embourbent à pleins yeux sans rien vouloir entendre, et ils mettent une sorte de point d'honneur à innover de leur cru; ensuite, ils imputent à autrui leur échec et daubent l'enseignement ou les conseils qu'on a pu leur donner.

Toutes les grandes découvertes subissent cette bourrasque. —

Et comme le nombre des ignorants et des naïfs, des apathiques et des sensuels, des infatués, des retors et des aigrefins est incalculable, il s'ensuit que la plupart des inventeurs ou apôtres de la 1e heure sont submergés : ils meurent dépouillés et méconnus, — ou ridiculisés et calomniés (sinon martyrisés).

Voilà pourquoi en France il est presque téméraire encore de s'occuper ouvertement d'hygiène.

*
* *

Aridité du terrain à ensemencer.

A) — L'humanité ne veut pas se corriger. Et du reste elle est désemparée, neurasthénique ; *elle a peur* de regarder le danger en face et préfère ne pas y songer et s'étourdir. Elle entend vivre à sa guise et se *satisfaire*, jouir, — jouir coûte que coûte, ou tout au moins continuer ses mille petites habitudes. Les Romains avaient imaginé le *Vomitarium ;* nous, nous avons les laxatifs... : on s'emplit, et l'on se vide...

D'où la raison d'être de la *thérapeutique,* cette science du « pousse toujours » où le corps humain est considéré comme un mannequin dénué de sensibilité et incapable de défaillances : système des *coups de fouet* à satiété et des continuels *replâtrages,* qui rend la vie artificielle et exténuante.

La thérapeutique ne se préoccupe ni de la détente quotidienne, ni même de la propreté ; elle n'a d'autre objectif que la mangeaille. Par elle s'accrédite dans le public cette notion puérile — déjà trop instinctive et qu'il faudrait plutôt combattre, que plus on s'emplit, mieux on est « soutenu » : on en fait même une sorte de *condition nécessaire et suffisante* (que deviendrait le pauvre peuple, s'il en était ainsi ?). D'où l'idée puérile de la « suralimentation » et des « gavages » scientifiques, purées, œufs crus, poudres de viandes, etc.

Ainsi l'on supprime la *mastication,* et le *goût naturel* s'en trouve oblitéré ; c'est absurde. On s'acharne à bonder (mécaniquement) un organisme déjà sursaturé et n'en pouvant plus ; on s'ingénie en même temps à trouver des surexcitants qui donnent (pour un moment) *l'illusion* d'un renouveau de vigueur et d'appétit et qui ne font, en somme, que laisser le corps de plus en plus bas. (1)

(1) Voir dans la *Santé virile* les ravages dus à la suralimentation.

Roux, éditeur, à Aurillac (1 fr. 80).

Et plus on est malade, plus on absorbe; on finit par ne songer qu'à cela du matin au soir... et même la nuit! « Car que faire en un gîte, à moins que l'on ne mange? »

On tourne le dos à la vérité.

B) — La conséquence inévitable de cette mauvaise orientation première (toujours l'a. b. c.), est qu'on s'enferre jusqu'à la garde: les *indispositions* font place aux *maladies*, puis celles-ci s'éternisent et laissent des « suites », d'où finalement la *mort subite* ou au moins la *vieillesse prématurée* et la pathogénie chronique, *tares, infirmités, décrépitude.*

Il n'y a plus personne de bien portant; les enfants eux-mêmes sont avortés ou podagres, déchus ou moribonds. —

Dans ce cercle lilliputien, tout se rétrécit et le cerveau lui-même s'étiole: on en vient à croire aux mystérieuses recettes d'alchimistes, aux talismans, aux cachets, à l'orviétan... C'est puéril mais si affriolant, cette perspective de « refaire santé » en quelques jours, rien qu'en avalant une « spécialité » ou une eau minérale; cela vous a un parfum de merveilleux qui attire. — Au lieu que l'idée prosaïque de faire ample provision de fruits pour l'hiver, par exemple, n'éveille que le sourire: une « niaiserie », des « balivernes »; fi donc!... on irait plutôt chez le pâtissier.

On est devenu impatient, fatigué, gourmand, sénile; on ne sait plus attendre la récolte, on voudrait des *résultats immédiats*. Et l'on n'a que du clinquant. —

C) — A cette anarchie des sens, se rattache un motif d'ordre physiologique:

1° *Master gaster* — le grand tyran de notre existence, le dispensateur (direct ou détourné) de nos meilleures (?) jouissances, — est omnipotent; c'est lui, *l'homme-estomac*, qui gouverne le monde; et il en prend à son aise, sûr d'être toujours écouté. Nous sommes ses complaisants esclaves; nous lui accordons tout et nous allons même au-devant de ses désirs; — bien mieux, nous le réveillons à tout instant malgré lui pour lui offrir de nouvelles friandises, de telle façon que non seulement nous en faisons un enfant archi-gâté, dépravé, mais nous le désorientons au point qu'*il ne sait plus ce qu'il veut*. On voit où cela peut, à la longue, mener la bête — et l'entendement.

2° L'*Intestin*, d'autre part, — ce pauvre honteux, ce passif, ce fâcheux auquel on ne saurait faire allusion décente en public et dont on ne s'occupe jamais en particulier qu'à regret, — l'intestin est complètement perdu de vue puisqu'il ne nous donne aucune satisfaction. Aussi n'est-il jamais consulté; force lui est d'accepter tout, sauf à se plaindre un peu plus tard..... lorsque le repas est avalé et le mal irrémédiable. Triste compagnon vraiment, comparé à son confrère supérieur; empêcheur de danser en rond, bouc émissaire abject et inavoué de nos ripailles, témoin gênant (et douloureux autant qu'inexorable) de notre faiblesse et de notre turpitude. Certes nous n'en tirons ni vanité ni plaisir, de celui-là; aussi parle-t-on de le supprimer, tout bonnement; en attendant on s'en venge déjà en lui enlevant son précieux et original baromètre, l'*appendice*: autant de gagné, dans cette belle « marche en avant »! — Lorsqu'il se permet d'élever la voix — assez pour qu'on ne puisse plus s'y soustraire même en se bouchant les oreilles, — alors on emploie les grands moyens, on le râcle d'importance ou on le passe à la lessive; et l'on entre ainsi de plus en plus dans la vie factice: d'abord par intermittence (purgatifs), puis tous les jours (laxatifs)...

De fil en aiguille, on fait de l'intestin (à la lettre) un *corps mort*. — Quant à l'estomac, après bien des vicissitudes et des déraillements aux quatre points cardinaux il abandonne la partie à son tour. Et c'est alors la fin, — la fin d'un ruminant.

On brutalise ainsi de mille manières, la merveilleuse poule aux œufs d'or. Des Vandales ne feraient pas pis.

***

Difficulté d'éclosion de la vérité.

A) — Dans le domaine des *sciences expérimentales ou d'observation*, on rencontre 3 sortes de militants:

1° *les illuminés et les perroquets*, — de valeur très diverse,

Roux, éditeur, à Aurillac (1 fr. 80).

jeunes (d'âge ou de tempérament) et primesautiers, mais prolixes et renchérisseurs, férus de la petite bête, officieux et encombrants, gorgés d'un fatras ou remplis d'un rien, gonflés ou obtus; tous impatients d'épancher vers d'autres la cohue ou le trop-plein des mots et des faits dont leurs oreilles et leurs yeux sont farcis ou leur intellect obstrué. Ce sont les plus nombreux.

2° *les « bluffers » et les coucous,* monteurs d'affaires ou de programmes et de systèmes, entrepreneurs, ou aspirants chefs d'école (ou d'équipe), — très actifs et débrouillards, intelligents mais présomptueux, souvent instruits mais rarement expérimentés parce qu'ils n'attendent pas la maturité du fruit, — peu scrupuleux et glissant sur les détails, déductifs et *assimilateurs,* âprement personnels et ambitieux, démolisseurs, préoccupés de la fin et ne s'embarrassant pas des moyens; ils veulent tremplin ou boutique sur rue pour débiter leur boniment ou leur marchandise, et ils font amalgame d'un tas de matériaux disparates glanés un peu partout et contrôlés à la diable, qui, juxtaposés à peu près mais dûment estampillés, seront vendus à bon prix. C'est le clan des mercantiles ou « arrivistes », beaucoup plus important dans les sphères officielles qu'on ne le croirait.

3° *les pionniers et les inventeurs,* — d'une science plus ou moins vaste et d'origine quelconque mais de bon aloi, méthodiques et expérimentés, circonspects et sincères, ne lançant point d'affirmations à la légère et n'anticipant pas, — esprits précis et châtiés, rassis et modestes (s'ils ont vieilli sous le harnais), opiniâtres, conscients de leur responsabilité morale et n'admettant comme définitif que ce qui a victorieusement subi toutes les épreuves (à leurs propres dépens, souvent); ils avancent ainsi pied à pied, lentement mais sûrement — et sans que jamais leur cœur défaille, — l'œil inlassablement rivé vers l'éternel flambeau de *la foi,* qui luit tout au fond de leur juvénile conscience. Ils sont vraiment dignes d'attention; le tout est d'en rencontrer et de pouvoir les reconnaître, car ils ne pullulent guère et ne s'affichent pas. — Le pionnier est amoureux du progrès, du beau, du bien, du vrai; cela lui suffit:

Roux, éditeur, à Aurillac (1 fr. 80).

« Il va droit son chemin et ne s'inquiète pas
« Si c'est pluie ou gravier dont s'attarde son pas. —

B) — C'est un point important que de savoir faire une distinction entre ces trois catégories, d'autant plus tapageuses qu'elles valent moins. Effectivement l'origine de l'erreur universelle est dans notre tendance invincible à prendre les *apparences* pour la *réalité, la forme* pour le *fond,* les *mots* pour des *idées,* le *palliatif* pour le *remède,* le *soulagement* pour la *guérison* (1).

On erre même à plaisir — par insouciance, rêverie ou commodité; et l'on va jusqu'à fermer les yeux sur l'évidence pour conserver plus longtemps le kaléidoscope habituel : du moment où une chose *a l'air* d'aller bien, n'est-ce point suffisant? Et l'égoïsme et la vanité, brodant là-dessus, nous en font voir de toutes les couleurs. — Le réveil est souvent cruel, car ce système des *à peu près* est celui des catastrophes; mais qu'importe, on vit au jour le jour.....

Le monde est pétri d'enfantillages, du haut en bas et de la tête aux pieds : imprévoyant et fantasque, aveugle et sourd, il aime à *changer pour changer,* comme l'enfant ou le vieillard déliquescent (2). Rares sont ceux qui veillent et qui ont un œil pour *les dessous* (c'est-à-dire pour la vérité vraie). *Errare humanum est.* —

C) — Bien entendu, le médecin banal n'est pas le moins entiché des sottises à la mode; il les adopte aussitôt, s'efforce de leur donner une raison scientifique justificative, et ne tarde pas à les amplifier sous l'empire d'idées préconçues ou de vues

(1) En fait de santé, par exemple : « *Embonpoint* (défaut d'hématose), *teint fleuri* (état congestif), *appétit féroce* (boulimie) sont signes trompeurs. » *(Hygiène sportive).*

(2) Citons les remaniements incessants dans la vie du troupier, dans les programmes des écoles, etc. On fait table rase *d'institutions qui ont donné leurs preuves,* et l'on y substitue des *conceptions théoriques.*

L'hypnotisme alimentaire joue toujours un grand rôle : on ne marche plus qu'à coups de fourchette. — Pauvres de nous ! Si les grognards du Premier Empire revenaient en ce monde, ils se feraient une pinte de bon sang du « régime de fer » de nos soldats et de leurs « menus insuffisants ». Ira-t-on jusqu'à leur installer le « goûter de 4 heures » comme pour des marmots (c'est du reste fait en ce qui concerne l'École Polytechnique). A quand les pantoufles et les « confortables », les chaussures fourrées et les édredons ? — Triste, triste. —

Nos aïeux n'ont-ils donc jamais fait rien qui vaille, qu'il soit besoin de bouleverser ainsi leur tradition de fond en comble. Ou bien est-ce nous qui baissons ?

Roux, éditeur, à Aurillac (1 fr. 80).

intéressées. Reconnaissons toutefois qu'il y est un peu entraîné par ses confrères et par la clientèle elle-même.

***

Ecueil majeur : toute une éducation à faire — ou plutôt à refaire.

A) — L'animal sait se soigner. L'homme, non.

Innombrables sont les gens moutonniers et inertes, douillets, pusillanimes, défiants, — ou légers, versatiles et capricieux comme des papillons; de toute façon ils agissent machinalement, automatiquement, au hasard des on-dit ou des événements qui les poussent et d'après le sillon qui leur a été tracé dans leur enfance, — tels les oiseaux faisant leur nid. Si l'on change brusquement leur gouvernail, les voilà déroutés: ils ne savent plus rien faire et perdent jusqu'à l'instinct même de la conservation, ils vont à la dérive comme des épaves — ou au contraire ils se lancent à corps perdu dans les chemins de traverse. Et ainsi presque tous manquent le coche et retombent, plus découragés que jamais.

Effet d'*imagination*, mirage que l'état pathologique ne peut qu'accentuer. Aussi faut-il toujours ménager l'impressionnabilité humaine. — L'homme de l'art doit attacher une grande importance à *l'influence morale* qu'il peut exercer dans son rayon: inspirer confiance et rassurer, — sans faiblesse toutefois ni complaisance (le souffreteux a besoin de la férule).

B) — Les malades devraient se traiter gaiement, gentiment; ils font l'inverse: moroses et maussades, ils s'exagèrent leurs moindres déceptions (« cela n'arrive qu'à eux », etc.), s'absorbent en leur « maladie » et y cristallisent (1).

Puis au moindre soulagement, ils se croient guéris et négligent d'accomplir à la lettre le traitement conseillé, — ou bien ils manquent d'à-propos, piétinent et tergiversent; finalement arrivent des mécomptes qui les désespèrent, alors ils vont « voir ailleurs »... et continuent indéfiniment leur triste odyssée. —

L'ascensionniste qui, au lieu de profiter de son élan pour franchir par bonds successifs de petits ressauts du sol, s'attar-

(1) La *musique douce* est un excellent dérivatif, combinée avec l'*occupation*. Les maisons de santé devraient être un nid à chansons et accords mélodieux, du matin au soir.

derait à se reposer ou à gémir des heures entières au bas de chacun d'eux, n'atteindrait jamais le sommet. Voyez aussi le cycliste dans une longue montée : il sifflote et jouit de l'heure présente et des attraits du parcours, — sans souci du coup de pédale ni du haut de la côte, sans la moindre appréhension quant au succès final (« J'arriverai bien » !). Ainsi doit-on lutter pour la santé.

L'insuccès est dû encore en grande partie à une forte dose de présomption, et à l'absence du *sens scientifique*. On ne doute pas assez de soi, et l'on s'abuse sur l'apparente simplicité de l'hygiène qui est au contraire une science fort délicate : de même qu'autrefois pour les « droits de l'homme », tout le monde se prétend autorisé à disserter sur l'hygiène, d'autant mieux que nul n'est censé ignorer son propre « tempérament ». Sur ce bon dada, on enfile hardiment un sentier quelconque... *à côté*. — La plupart seraient même enclins à se formaliser des quelques avis charitables qu'on ose leur donner : « les prend-on « pour des enfants ? Dieu merci, ils y voient encore et n'ont « point l'esprit à l'envers »... Enfants, ils le sont cependant ; et qui pis est, ce sont de grands enfants imbus de leur chère personnalité et dont le pli, mauvais de toute façon, est à réformer *de fond en comble* : c'est peut-être là le plus gros écueil. — Signalons pour ordre une candide mesquinerie, le *reportage* : on quête en l'air, — pêle-mêle de tous côtés et auprès de n'importe qui (le dernier venu est toujours le mieux écouté), — une foule d'indications sur le « cas » embarrassant. Et cette autre ineptie, non moins savoureuse : on ne regarde pas à plusieurs pièces d'or pour s'offrir, avec une « consultation magistrale » (oh combien !), la « permission » de continuer à se gaver ; mais on lésine sur quelques sous pour l'achat d'un objet *indispensable* dans le traitement à suivre. Etc. —

Et enfin, entre nous, franchement : ne trouvez-vous pas que « l'hygiène, c'est tout de même un peu assommant » ? —

C) — Eh bien : nonobstant ces sérieuses entraves **l'hygiène** est tellement salutaire, que le moins qu'on en use — **tout de**

Roux, éditeur, à Aurillac (1 fr. 80).

travers, — suffit presque toujours pour amener une amélioration notable et un soulagement immédiat.

Pour obtenir la vraie guérison, — le *rajeunissement,* la « peau neuve », — c'est différent: il faut un art consommé, et du temps. Peu de malades y parviennent tout seuls; mais il leur reste en fin de compte la consolation de « se maintenir », qui n'est point à dédaigner.

Par l'hygiène naturelle, en effet, on a toujours lieu d'espérer: 1° pouvoir garder la santé si on la possède encore, 2° la reconquérir si on l'a perdue, 3° la gagner même, si on ne l'a jamais eue. Toutefois cela nécessite des *qualités volontaires* de premier ordre, — *initiative et ténacité* notamment, — et de *l'ordre* ainsi que beaucoup de confiance et de souplesse. L'étape est longue: pour le gros des maladies chroniques elle ne saurait être moindre de 3 patientes années, pendant lesquelles il s'agit de ne point changer le pas et de continuer jusqu'au bout, sans s'effrayer ni se rebuter de mille petites chutes inévitables.

L'expérience coûte toujours fort cher; — il faut en passer par là. L'essentiel est que ce ne soit ni excessif, ni dangereux; et comme en l'espèce on n'a rien à craindre de la sorte, il n'y a pas lieu d'hésiter.

Aide-toi donc, malade, *si tu veux* sortir de ton calvaire. De la décision, et de l'action. Ne compte que sur toi-même et (le cas échéant) sur le Mentor que tu auras pu — et su choisir; surtout ne cours point deux lièvres à la fois. Pour orienter tes premiers pas, nous nous sommes précisément efforcé de constituer et mettre en relief une esquisse de *régime-type* général (1).

Simplicité relative — mais délicatesse du problème.

A) — *La méthode est sûre,* et unique pour tous. Les débuts en sont ardus, soit; mais ne sommes-nous pas tous logés à la même enseigne? Au surplus, lorsqu'on est embarrassé on a toujours la ressource de *la diète* (le jeûne rigoureux est un moyen aussi simple qu'infaillible pour se tirer d'un mauvais quart d'heure) (2).

(1) Voir *Pour rester jeune*, 2e partie, page 26. — C'est le cas de mettre en garde contre la *compilation des livres de médecine :* on s'y perd. L'hygiène est une science ardue et non point de la littérature légère. Du reste, 36 conseillers à la fois, — médecins ou bouquins, — ne valent jamais rien : il n'en faut qu'un seul, et l'on doit s'y tenir.

2) Le *manteau espagnol*, également, est souverain (et peut-être plus pratique)

Roux, éditeur, à Aurillac (1 fr. 80).

Le patient se trouve dans la situation d'un aveugle armé d'un long bâton, — placé devant une plaine cahoteuse s'étendant à perte d'horizon, avec cette consigne: « va droit devant toi; « tes seuls guides seront les grandes lignes de l'hygiène, le « long desquelles tu vas cheminer; et méfie-toi plutôt des avis « des passants ». Il lui faut donc: du sang-froid, du jugement, de l'énergie, — et surtout une espérance inlassable. —

Nous disons aussi que *la méthode est unique*. Oui ! — C'est même un grand tort que de constituer autant de régimes qu'il y a de malades (et de bourses), — un vrai labyrinthe: traitement spécial pour faire maigrir ou engraisser, pour les petits ou les grands, les jeunes ou les vieux, pour les hommes ou les femmes ou les enfants, remède pour extirper ceci ou chasser cela, — ces millions de noms de baptême pour maladies et cas divers, recettes et spécialités, etc., broussaille d'où araignées et reptiles peuvent exploiter à leur aise insectes et batraciens.

En résumé, nous prétendons (avec M. de la Palisse) qu'*il n'est qu'un seul moyen de n'avoir plus jamais de mal grave, nulle part ni d'aucune façon: c'est de se maintenir toujours bien portant*. Soignons donc l'homme tout entier.

Nous ne connaissons pas d'autre voie *sérieuse* (a fortiori pas de voie industrielle, intensive, à la vapeur, etc.,) pour vaincre l'état morbide et obtenir la *vraie bonne santé*, la santé « à l'abri d'un coup de main ». Quant à ce que prétend nous offrir la *thérapeutique*: des *trompe-l'œil*, — tous dangereux puisqu'ils ne font que masquer (et plus ou moins aggraver) une situation défectueuse. —

B) — Cette panacée du « relèvement social », nous en résumons ici la formule:

1° Assurer quotidiennement, une *parfaite détente artérielle et nerveuse* aux heures voulues;

---

pour ramener instantanément l'équilibre : froid et salé, au 1er réveil le matin 1 h. 1/2 à 2 h. de durée ; compresse dorsale en même temps. (Voir brochure des *Grands maillots*).

Roux, éditeur, à Aurillac (1 fr. 80).

2° Réveiller l'énergie vitale, aux moments où elle redevient nécessaire;

3° Garantir une réparation idéale, et un minimum d'hyperexcitation.

Tout cela uniquement par des pratiques naturelles, d'effet immédiat, mais inoffensives et plutôt très réconfortantes.

Ce n'est, en somme, que le retour aux traditions élémentaires du bon sens, l'exercice logique des fonctions fondamentales de la vie. Cessons de brusquer la nature; cessons surtout de lui donner des entorses. Et bridons ferme notre imagination!

C) — A l'heure actuelle, très peu de personnes vivent d'une façon naturelle et sensée, — soit qu'elles aient erré en route, soit qu'elles aient été dépravées (et déprimées) dès leur berceau. Combien, par exemple, ignorent l'usage — possible et nécessaire — de leurs bras et de leurs jambes; combien ne savent ni boire, ni manger, ni choisir leurs aliments; combien enfin ne se soutiennent que d'une manière factice, au moyen d'excitants ininterrompus, sans trêve ni merci?

Quant à la façon de former les enfants, elle est d'un sans-gêne admirable: 1° le *home* pour l'éducation, 2° le prêtre (et le sanctuaire) pour la morale; 3° le professeur (et le pensionnat) pour l'instruction; 4° le médecin pour la santé. Moyennant quoi M. et Mme peuvent vaquer en paix à leurs petites affaires... — Les « bons parents » apprécient fort la commodité de ce guide-âne; les plus zélés d'entre eux s'astreignent simplement à veiller grosso-modo à l'observation des consignes données par les « Directions générales ». Cela les met à l'aise, *eux:* leur « responsabilité » est dégagée, ils ont fait « ce qu'ils ont pu », etc. — Le bon billet!

D) — Tout est à reprendre *ab ovo.*

Le système nerveux est le pivot de l'existence; notre machine est infatigable, mais non inusable.

Il faut apprendre à utiliser notre capital sans le brutaliser.

Un vent de folie a passé sur nos têtes. On rêve de tout *sur*faire, de tout *sur*passer, de *sur*produire, etc.; on *sur*chauffe, on

Roux, éditeur, à Aurillac (1 fr. 80).

*sur*excite, on *sur*alimente, on *sur*mène le moteur, et cela sans répit — ni soins d'aucune sorte, la plupart du temps, — du matin au soir et du soir au matin, depuis le 1er janvier jusqu'à la St-Sylvestre de chaque année. Or *notre organisme ne peut se reconstituer que dans le repos absolu:* on continue donc de consommer et de produire, mais *on s'use irrémédiablement* (mortification cellulaire, corrosions et lésions toxiques, etc).

***

Une réponse à l'inévitable objection routinière.

Qui va trop vite ou trop fort, dépasse le but.

On voudrait tout avaler en un jour et l'on n'en fait pas davantage, au contraire: on meurt plus tôt, — sans avoir jamais respiré, ni vécu. Dès lors à quoi bon ce train de fièvre?

A ceux qui prétexteraient le manque de temps, l'engrenage des affaires, la nécessité de suivre les autres sous peine d'être distancé, etc., nous nous bornerons à répondre: *vous ne savez pas tirer parti de vous-mêmes, vous manquez de logique, de volonté et d'originalité.*

A) — Donnons un exemple:

Scrofulose et Rachitisme. — Voici un enfant d'une impressionnabilité inquiétante, qui n'est entré au Lycée qu'à 12 ans; auparavant il a passé son temps à l'école communale, pour: 1° se fortifier physiquement et croître en paix, 2° apprendre et acquérir une foule de choses *pratiques* et des notions sociales qu'il n'eût peut-être jamais eues sans cela. Suppression de tous devoirs et leçons à la maison; et plus tard, jusqu'à 16 ans, suppression aussi d'une bonne partie des travaux peu utiles — ou excessifs en certains moments de dépression passagère. — Assurément les critiques ne manquèrent pas contre ce système au rebours des habitudes: « l'enfant perdrait son temps, se « trouverait en retard, ne rattrapperait jamais les autres, etc.». On n'y prit garde. — Tant et si bien, qu'au moment du *coup de collier*... le jeune homme franchit sans peine tous les échelons et se trouva des premiers: il possédait le développement et la vigueur nécessaires! Depuis il a fait son chemin, et son avenir est sûr. Or cette bonne fortune lui vint, en principe, de ce que sa jeunesse fut comme celle d'Henri IV.

B) — Et de tout à l'avenant. Citons encore brièvement 4 autres exemples.

Constipation et névropathie. — Dans les marches militaires, un officier imaginait de prendre *du café et du sucre* « pour se soutenir »; mais cela n'allait pas, il était las et en nage au bout de quelques kilomètres. Nous lui donnâmes le simple avis de supprimer radicalement ces prétendus « fortifiants ». — Quelques années plus tard il nous rappela spontanément le fait (que nous avions oublié), nous déclarant que cette seule modification dans son régime lui avait été des plus profitables, aussitôt. —

Constipation et Anémie. — Un jeune pharmacien des hôpitaux de Paris était affligé d'une migraine continuelle (entérite). L'interdiction rigoureuse de tous chocolat, café, sucreries, suffit pour chasser son opiniâtre compagne et lui rendre immédiatement sa liberté d'esprit. —

Echauffement et Stérilité. — Une femme se désole d'une métrite qui, lui a-t-on déclaré, « ne lui permettra plus d'avoir d'enfants »; nous la rassurons mais lui prescrivons d'abandonner désormais toute alimentation échauffante et de faire un peu d'hydrothérapie (douce et vive), de boire de l'eau, etc. Deux mois après, elle nous annonce avec joie une nouvelle grossesse. —

Sclérose et Cardiopathie. — Voici maintenant un brave père de famille, levé dès l'aube et travaillant ferme tout le jour. Il se croyait tenu — d'après le médecin, toujours, — de « manger beaucoup » parce qu'il « fatiguait beaucoup » (invariable rengaine); il se suralimentait, se « soignait » avec des bouillons gras et tout le cortège habituel des surexcitants, etc. Le résultat, c'est que bien que n'ayant pas 40 ans il n'en pouvait plus, faisait à tout instant de graves maladies et avait déjà le cœur en piteux état; il n'eût certes pas vécu longtemps. Nous lui conseillâmes de laisser de côté toute *obsession alimentaire,* de se nourrir plus légèrement et d'éviter aussi les excitants. A l'heure actuelle, — au bout de 7 ans, — il va très bien et n'a plus de tare; le cœur est complètement dégagé et sûr. Il ne se soigne qu'à la diable, mais il a deux trucs infaillibles lorsqu'il se sent fléchir : la diète, et le manteau espagnol. Bien entendu il continue d'être très sobre. — Moyennant quoi il peut faire face à une *besogne plus lourde* que par le passé.

Etc., etc., etc. On n'en finirait pas. C'est une véritable gageure. — La moitié de la vie se passe à dilapider le capital, et l'autre moitié à en ramasser les miettes.

Non certes, on ne le répétera jamais assez : l'homme est aveuglé ; il pense et agit en dépit du sens commun. Et cela s'exagère jusqu'à la démence lorsqu'il vit en communauté : éternelle course au clocher des moutons de Panurge. —

Entrons à présent en plein dans notre sujet, sans plus disserter.

A B C DE L'HYGIÈNE (1)

Les actes fondamentaux sur lesquels nous allons insister sont : *Enumération des grandes lignes.*

1° Repos et détente nécessaires ; lit et sommeil ; aération, chaleur et froid, lumière ;

2° Boisson (hors des repas et aux repas) ;

3° Hydrothérapie, et soins de propreté extérieurs ;

4° Mastication ;

5° Nourriture (choix et variété, quantité et fréquence, préparation et simplicité, absorption) ;

6° Exercice, — travail, sports (corporel et intellectuel), occupations ; vêtement, couverture ;

7° Entraînement, et endurcissement général.

(1) Pour tous développements et justifications dont on aurait besoin et qui n'auraient pu trouver place ici, nous renvoyons une fois pour toutes le lecteur à nos précédents ouvrages : *Pour rester jeune* (les trois fascicules), *Hygiène sportive*, *Rations alimentaires*, *lait*, *constipation*, *etc.*

Roux, éditeur, à Aurillac (1 fr. 80).

1° REPOS, SOMMEIL, etc.

Sommeil. — C'est la base même de la vie, puisque l'organisme ne se refait que dans le sommeil; dans le jour, *on dépense;* la nuit, *on se répare* (utilisation des matériaux digérés et passés dans le sang).

***

Ce qu'il doit être. Moyens de l'obtenir tel.

Voilà pourquoi le sommeil doit être: profond, et assez long. Il lui faut à la fois qualité et quantité; sinon peu à peu la santé s'en trouve fatalement altérée, et la longévité compromise.

A) — La *qualité* du sommeil est une *condition absolue pour tous.* Or elle dépend du degré de calme dont on dispose en se mettant au lit.

D'où le danger de l'*alimentation surexcitante* continuelle (hypertension permanente); d'où aussi la nécessité de *soupers maigres, légers et neutres* (sans œufs); d'où enfin, au coucher, l'utilité de la *panacée hydrothérapique* — et si possible la *boisson* (sédatifs incomparables). En outre, ceux dont le sommeil est malgré tout précaire feront bien de pratiquer, le matin au 1er réveil, les *compresses et 1/2 maillots (1).*

Il faut d'autre part un *bon lit:* dur, et en pente uniforme de la tête aux pieds (s'allonger complètement dès qu'on y est). Jamais d'édredons (sauf sur les pieds *exclusivement,* si l'on y tient, encore n'est-ce point sans danger pour des personnes très affaiblies: le duvet et la fourrure sont trop chauds).

On s'abuse souvent sur la qualité du sommeil. Le lourd dormeur (intestin catarrheux) se réveille anéanti: rien qui vaille. — Et la nourriture jouant ici un rôle prépondérant, il importe de la combiner de telle sorte qu'elle puisse réaliser *la réparation à souhait avec le minimum de fatigue digestive et d'hyperexcitation* (l'hydrothérapie douce fera le reste). Celui qui néglige ces précautions, mange et agit en pure perte ou plutôt à son détriment, il en vient à rendre mauvais ce qui devrait lui être salutaire: il se surmène et s'empoisonne.

---

(1) Voir ci-après : *Boisson.* Voir aussi la brochure: *Pour bien dormir.*

Roux, éditeur, à Aurillac (1 fr. 80).

B) — *La quantité,* au contraire, est fonction de la trempe individuelle : une constitution athlétique pourra supporter un fort travail et mener une vie agitée ou rude, etc., en dormant relativement peu mais s'alimentant en proportion de sa dépense (1) ; tandis que l'être faible, manquant d'influx, a besoin de dormir davantage et de se laisser vivre, — en revanche il doit être très modéré pour le volume et aussi le choix de sa nourriture, dont l'excès (relativement à sa délicatesse même ou au peu d'exercice qu'il prend) le fatiguerait incontinent.

Tout cela est évident, semble-t-il. —

Les affaiblis (momentanés ou chroniques) seront donc prudents (2). Il ne saurait être question pour eux de faire « feu des 4 pieds » tant qu'ils sont en cet état ; ils doivent se ménager de toute façon : du repos, du farniente, de la chaleur, de la diète, voilà leur lot. Aucun entraînement intensif : corporel, intellectuel, ou alimentaire. Pas même d'alimentation carnée continuelle (œuf compris) : ce serait un nouveau surmenage, d'autant qu'un tel régime (excitant) invite à une dépense nerveuse excessive en l'espèce.

Pour les enfants, c'est analogue quoique moins rigoureux. Ils forment une classe à part : frêles — mais non pas déprimés et plutôt très vivaces et impatients de prendre corps et essor, — s'il leur faut une grande détente et énormément de sommeil ils ont, par contre, besoin de beaucoup de nourriture (neutre) et de liberté au grand air, enfin ils ne sont pas frileux (avec un régime sain).

*
* *

Quand et combien faut-il dormir.

A) — Dans le jour on ne doit jamais dormir, — sauf rares exceptions et alors ne prendre qu'un très léger repas (qui dort dîne). Ne faisons pas du jour la nuit ; c'est antinaturel, donc mauvais.

(1) Toutefois on peut toujours objecter que l'homme fait qui ne s'observe pas vivra et produira moins que s'il savait être plus soucieux de son corps. Chacun de nous a sa limite, qui va baissant d'année en année ; et l'emploi des surexcitants ne peut que hâter la déchéance. Il n'y a pas de colosse qui tienne si la mesure manque ; a fortiori lorsqu'on est « sur le retour ».

(2) 1° malades, *accidentels* (fiévreux, blessés, surmenés, etc.) ;
2° organismes vieillis, usés ; vieillards.

Roux, éditeur, à Aurillac (1 fr. 80).

Quant au repos nocturne : « En principe, on ne devrait guère « être autorisé..... à se coucher (pour dormir)..... que lors- « qu'on a pu boire volontiers suffisamment d'eau pure au préa- « lable et que (surtout) l'urine est redevenue incolore. Il fau- « drait tout au moins avoir l'haleine pure, la bouche nette, la « tête libre et les pieds chauds ». On s'efforcera de réaliser tant bien que mal ces conditions, qui constituent l'idéal. En tout cas le dyspeptique laissera s'écouler entre le souper (léger) et le coucher, un certain temps — qui ne devrait pas être inférieur à 1 h. 1/2, — durant lequel il prendra du mouvement s'il en a manqué dans la journée.

Attendre du moins que l'envie d'uriner soit venue, avant de songer au lit. Et ne jamais oublier de faire un brin de toilette.

Le sommeil anticipé (souvent accompagné de frisson), est signe d'atonie digestive (congestion intestinale, principalement). Mieux vaut n'y point céder, et se remuer ou se chauffer.

B) — *La durée,* avons-nous dit, dépend de l'âge et des forces ; les *heures,* également.

1° pour les enfants et les (rares) sages qui connaissent et apprécient la santé : coucher tôt et lever tôt ;

2° pour les exubérants, et les fous assoiffés de gaspillage : ad libitum ;

3° pour les impuissants, et les « apaisés » (dont les fonctions se ralentissent irrémédiablement) : beaucoup de lit (dont 7 à 8 heures de bon sommeil), mais à des heures tardives (le soir à cause de la digestion et de la congestion, et le matin pour boire et se déterger), et *de moins en moins de nourriture* (1). L'homme sur le déclin peut parfaitement faire le « tour du cadran » dans ses draps (2) ; mais alors il n'admettra qu'un seul repas par jour (très suffisant pour les 12 heures restantes) (3)

(1) Pour des malades jeunes encore et ayant par suite espoir de relèvement, la règle de début serait du même genre, mais avec allure inverse : de moins en moins de lit, et graduelle augmentation de nourriture (en quantité et en teneur azotée) par l'entraînement *naturel.*

(2) Mi-sommeil, et mi-flânerie et soins hydrothérapiques (Voir ci-après *Boisson*).

(3) Citons un homme de 54 ans dont la santé a été ruinée par des causes fortuites ; d'un caractère énergique il a su néanmoins rester actif et il est fort alerte

— Soit dit en passant, ce système *doux* est préférable à la tradition qui condamne les personnes âgées et malingres à trotter dès potron-jacquet : on vit mieux, ainsi, plus longtemps et sans infirmités, — on reste souple, alerte, vigoureux jusqu'à la fin ! Au lieu que le valétudinaire qui pour « faire le jeune homme » néglige de boire et de se détendre, vit sur ses nerfs, se surexcite (café, thé, vin, sucre, viande, etc.) et mange trop tôt et trop ; dès lors son sang (ne se renouvelant plus aussi bien) s'épaissit et s'appauvrit (d'autant plus que la désassimilation va croissant), et le corps devient de plus en plus frileux, rhumatisant, sclérotique, etc.

Repos diurne. — Il découle de ce qui précède : les pauses en travail seront relativement plus fréquentes et plus longues pour les débilités (voir plus loin, *Exercice*). Bien entendu — répétons-le toujours, c'est impérieux aussi pour les *enfants dans la période de croissance*.

Signalons une *règle absolue pour tout le monde au moment des repas et aussitôt après :* ceux qui travaillent de tête doivent interrompre toute préoccupation ; et ceux qui travaillent des muscles, cesseront de le faire. En un mot, on laissera net les *occupations habituelles* pendant un certain délai qui, après le principal repas, ne sera pas moindre de 1 h. (si possible). Ce

---

encore (études, travaux, sports variés). Il est devenu peu à peu d'un austère végétarisme et très fruitarien ; pendant la saison chaude, il reste facilement *plus d'un bon mois sans consommer un seul œuf*, ce qui, du reste, ne l'empêche pas de continuer ses occupations ; bien entendu, la viande et le poisson ne paraissent presque jamais plus sur sa table.

Son régime est instinctif, sans calcul, au jour le jour : il ne prend jamais d'excitants alimentaires (sauf un peu de sucrerie, miel, nougat, 1 à 3 fois par semaine). Consommation totale moyenne de farineux, 6 à 700 grammes par jour (supposés à l'état rassis, et soupes et pommes de terre comprises) et c'est encore excessif en temps chaud ; un seul repas (ordinairement) pour 14 à 16 heures de veille (dont 12 au moins hors du lit) ; quelquefois une croûte de pain le soir (si la journée a été chargée et longue), un fruit, une noix, du beurre, etc.

Il n'a eu qu'à se féliciter du changement total qu'il a dû, *graduellement*, apporter dans sa manière de vivre et grâce auquel il s'est tiré d'une situation terrible (cardialgie).

Ce régime est évidemment exceptionnel. Mais on voit qu'il est efficace pour un grand malade ; et il dévoile une fois de plus toute la fausseté des théories suralimentaires.

Roux, éditeur, à Aurillac (1 fr. 80).

qui ne veut pas dire qu'il faille demeurer momifié: l'intellectuel agira physiquement, tandis que le manouvrier pourra rêvasser ou lire (pour se distraire). Nous en reparlerons.

Rappelons qu'aux repas, les débiles — et ceux qui ont dépensé trop d'énergie, ont besoin de chaleur; d'où l'utilité pour eux, souvent, de se couvrir — et même de se chauffer — avant d'aller à table ou au lit.

Aération, etc.. — L'hématose ne vaut que ce que vaut l'air qu'on respire, — de jour et surtout de nuit. Inutile d'insister. — Mais, que de gens négligent (ou se refusent) ce bienfait! Rien de plus facile et de moins coûteux ni gênant, cependant, que de laisser une fenêtre entre-bâillée ou d'avoir un vasistas; on veillera seulement à ne pas se placer dans un fort courant d'air, et l'*on se surcouvrira* en conséquence (c'est essentiel, mais suffisant contre toute surprise). —

Le soleil et la lumière pendant le jour — et même le froid en hiver, la chaleur au repos ou la nuit, sont indispensables pour l'accomplissement normal de nos fonctions organiques. Les sujets maladifs seront néanmoins circonspects durant les températures extrêmes de l'année, ainsi qu'aux changements de saison.

* * *

Crainte pusillanime du froid.

Relativement au prétendu « danger » de la basse température en hiver, nous dirons: on doit vivre avec la saison; faire autrement est contre nature; *les poumons ont absolument besoin de la gymnastique froide* pour garder leur vitalité, dont dépend la qualité du sang.

Toutefois n'oublions pas le juste milieu: il est clair que par des froids très rigoureux, — sibériens, il faudrait tenir les appartements clos; mais ce n'est là qu'une exception. En tout cas si pour une chambre à coucher — assez vaste, et aérée encore sur d'autres pièces (non chauffées) au moyen de portes tout ouvertes, — on ne juge pas à propos de se servir du vasistas, du moins n'y fera-t-on jamais de feu; — et c'est la condamnation des *calorifères,* ces facteurs d'anémie et de décrépitude pour qui vit confiné et ne sort point fréquemment au-dehors (défaut d'hématose).

Pas d'exception. Les cardiaques eux-mêmes doivent affronter le froid dans les conditions sus-indiquées, et pour leur plus grand bien puisqu'ils peuvent en guérir. Il faut tenir tête à son ennemi au lieu de le fuir. — Les gens qui passent tous les hivers en pays chaud n'ont plus la force de respirer; cela va à peu près pendant 1 an, 2 ans....., mais bientôt le frisson les reprend et en pleine canicule ils recommencent à se calfeutrer; c'est un *cercle vicieux*.

Trouver le moyen de n'être plus frileux, voilà la vraie solution. Et c'est beaucoup plus facile qu'on ne le pense, par un peu d'hygiène *bien comprise*. —

Donc, il est entendu que la chambre à coucher restera toujours froide (si l'on n'y séjourne que la nuit) (1). On se déshabillera vite et l'on pratiquera la « panacée » à l'eau *dégourdie*; enfin les timorés pourront s'ils y tiennent, avoir un cruchon (1/2 chaud) placé d'avance aux pieds, mais qu'on enlèvera en se couchant (sauf à le garder encore quelques instants près de la poitrine et du ventre, en se réchauffant les doigts en même temps) et qu'on rejettera définitivement au bout de quelques minutes. — De cette façon et grâce à de bonnes couvertures en laine, on dormira le mieux du monde et l'on fera provision de santé.

2° BOISSON

Il est une foule de *détails* indispensables à connaître sur cette opération, de la plus grande importance mais presque toujours fort mal comprise et mal appliquée par les sujets nerveux. C'est presque une pierre d'achoppement pour bien des

(1) Tout au plus pour de grands malades (debout), peut-on faire une simple flambée au moment même du coucher ; mais l'aération n'en est que plus indispensable ensuite.

novices, dès leur entrée en carrière; il n'est point superflu d'y regarder de très près.

*
* *

Nécessité d'absorber de l'eau.

Le régime sec aux repas est bon pour tout le monde et a fortiori pour les malades, mais à une condition sine quâ non, *il faut pouvoir prendre de l'eau autrement:* il le faut pour les besoins immédiats et l'antisepsie du tube digestif, il le faut encore plus pour maintenir au sang sa fluidité, au système nerveux sa fraîcheur et son libre arbitre, à tout le corps enfin sa souplesse et son divin ressort. On ne saurait *rester jeune* sans l'eau: la constipation, l'intoxication, le desséchement, les fièvres, rouilles et tares auraient vite ruiné l'homme.

La boisson-eau est le 1er échelon de la santé!

L'objectif, disions-nous, est multiple. Il s'agit souvent de contenter l'intestin seul (sans molester l'estomac); parfois ce dernier réclame aussi, soit qu'il ait besoin de liquide pour son « bol » ou qu'il éprouve de l'irritation, soit comme nettoyage à la fin de son travail. D'autre part le corps entier perd de la vapeur d'eau, qu'il faut lui restituer. *Pour les dyspeptiques, c'est le seul moyen de guérir (repas très secs).* Enfin en cas de crise (ou chez les névropathes) lorsque l'estomac — et mieux l'intestin — se « nouent » (surmenage), c'est non point par la brusquerie ou la violence qu'on peut les délier sans coup férir, mais uniquement avec le temps et par la *persuasion* (1). L'eau est, aussi, impérieusement nécessaire dans le traitement des *fièvres.*

Cette eau peut être obtenue de diverses sources: en l'avalant, d'abord; puis par la peau, au moyen de topiques humides (maillots ou compresses) ou de bains chauds, et même (un peu) par l'hydrothérapie froide habituelle (si l'on ne s'essuie pas).

Concluons donc par cette règle:

Boire le moins possible aux repas; mais boire à sa soif loin des repas et surtout à jeun (2).

Ce n'est du reste que la constatation d'un fait matériel, que

---

(1) Lit, repos, chaleur, hydrothérapie *douce* et boisson, — alimentation *neutre*, et exercice *gradué.*

(2) Voir plus loin *Mastication.*

l'aberration sociale seule a pu nous faire perdre de vue aussi complètement: l'homme primitif (s'il en reste encore), simple, frugal, ignorant le vin, travailleur, calme, pondéré, — de même que l'animal lorsqu'il n'est ni dépravé ni surmené et qu'on lui laisse la liberté d'agir à sa guise et de choisir sa nourriture, — ne boivent pas en mangeant; ils mangent plutôt froid, mais ils mâchent, mâchent.....; les produits herbacés leur suffisent pour émulsionner les aliments, étancher la soif et digérer au fur et à mesure; c'est à peine si de loin en loin ils prennent une gorgée, et ce n'est guère que vers la fin qu'ils songent à aller ingurgiter un coup d'eau à la fontaine voisine.

***

On doit se garder de fatiguer l'estomac; gros écueil pour les « dilatés ». La lassitude stomacale peut, — quelque constipation aidant, donner *l'illusion de la soif;* alors c'est l'eau froide qu'on désire et plus on en prend, plus on en veut — par un instinct de réplétion de l'estomac, qui va s'alanguissant de plus en plus; après un fort repas, on risque ainsi une indigestion d'eau. — C'est du reste le *danger permanent de l'eau fraîche* (1). Fautes habituelles.

L'abus de l'eau froide, toujours perfide, est particulièrement à redouter peu après le repas, ou si la digestion est très lente, ou si l'on ne prend pas beaucoup de mouvement.

Ne mettre ni précipitation, ni obsession. Certains ne songent qu'au repas suivant, qu'ils n'oseraient prendre s'ils n'avaient bu au préalable, mais qu'ils ne consentiraient pour rien au monde à sacrifier; d'autres veulent boire, à toute force, parce que « cela leur a été prescrit ».. Etc. *Désœuvrement* et (par suite) imagination vagabonde: voilà la cause de bien des maladies rebelles. Il faut savoir s'occuper tout le jour, et gaiement; alors on *s'oublie,* ce qui est capital. Nous en reparlerons plus d'une fois; et nous verrons plus loin comment y parvenir *(Exercice).*

---

(1) Et aussi (aux repas) celui des fruits très aqueux avalés d'emblée, oranges, raisins, poires, fruits cuits, pêches même. — a fortiori celui des boissons de toute sorte surtout lorsqu'elles sont engageantes : eaux minérales, jus de raisins frais et autres liquides « sans alcool », etc. qui ne peuvent qu'alourdir la digestion. Le lait, encore plus.

***

Un mécanisme original.

Relativement aux besoins respectifs de l'estomac et de l'intestin, il est un détail physiologique bon à connaître: lorsque l'intestin *veut* de l'eau, et l'estomac non, il se produit chez ce dernier (pourvu qu'il ne soit ni surchargé ni las ou atone pour une cause quelconque), une contraction ad hoc qui permet à l'eau de franchir directement l'estomac depuis le cardia jusqu'au pylore sans se mélanger aux aliments; c'est une sorte de *court-circuit* inter-stomacal, le long de la « petite courbure ». Avec un peu d'usage, on se rend parfaitement compte du phénomène; et l'on sent l'effort à faire pour réaliser ce petit canal isolé au haut de l'estomac. D'où la recommandation de *boire toujours avec recueillement, en humant le liquide,* et de s'asseoir ou s'étendre à ce moment.

Lorsqu'au contraire l'estomac lui-même demande, alors l'eau tombe librement par la grande courbure; c'est le cas de la grande soif, — en temps chaud ou en sport (et loin du repas presque toujours), ou le matin à jeun.

Lorsqu'on boit ferme — et surtout de l'eau chaude, on peut servir à tour de rôle et coup sur coup: l'intestin seul (côté droit de la bouche), puis l'estomac (côté buccal gauche), puis les 2 ensemble (milieu de la gorge). A cet effet l'on incline le corps tantôt à droite, tantôt à gauche, — et finalement l'on se tient d'aplomb pour le lavage en grand de la poche stomacale — et de l'intestin à la suite. L'habitude s'en acquiert promptement.

***

Recommandations diverses.

1° Il ne faut boire que lorsqu'on est loin des repas: 2 heures après un fort repas si la vie est active, et même beaucoup plus tard pour les sédentaires ou les dyspeptiques ou ceux qui ont trop mangé pour leurs forces (fréquent); mais d'autre part on doit cesser tout breuvage un bon quart d'heure (mettons plutôt 1/2 heure!) avant de manger de nouveau. Dans ces conditions, si l'on voit venir l'heure du repas suivant sans qu'on ait pu boire, que faire, sinon ne pas manger du tout.... et se borner à boire. Effectivement c'est un indice que l'estomac n'est pas en état de refonctionner, soit parce qu'il est encore occupé (et ne demande rien), soit parce que l'intestin est mal à l'aise ou n'a pas encore ouvert ses écluses et, de toute façon, sollicite du répit et de l'eau.

2° ne pas confondre *irrigation* avec *inondation*. C'est fort important, — dans la journée surtout; on ne perd rien à s'accorder un répit en repoussant encore le moment de boire, alors que l'envie n'en est cependant plus équivoque; ensuite on boira, mais *par gorgées (mâchées)*, très posément et sans gavage (il est toujours temps de revenir à la charge une heure après). — L'eau devrait être mâchée, disons-nous; du moins doit-elle voyager plusieurs fois dans la bouche avant l'ingestion. Parfois l'arrière-gorge surtout a besoin d'être rafraîchie (eau fraîche), ou la bouche lavée (eau chaude): dans ce cas on rejette presque toute l'eau de la bouche, en gorgées coup sur coup, n'en avalant que quelques gouttes pour égayer l'estomac.

Tout cela mérite apprentissage, mais on s'y fait vite.

On n'est jamais trop prudent, notamment si l'estomac est délabré.

De nouveau, mettons en garde contre la *manie de boire*. Exemple: le matin on prend régulièrement *son* verre, ou *ses* deux verres, etc., c'est « réglé comme du papier de musique »; on le fait machinalement: on avoue qu' « *on ne sait pas* s'il faut boire ou non ». La vérité est qu'*on boit trop tôt*, — non pas sans soif, mais avant que le tube digestif ait eu le temps de se dégager et de se mettre en état de recevoir le liquide, dont il a du reste grand besoin. Cela ne vaut rien! — Dans le jour, c'est encore pis.

A moins d'être en vif exercice et *très sûr* de soi, il ne faut guère prendre plus d'une cuillerée d'eau *froide* à la fois; et même il ne faut pas avaler le tout si *l'on sent* que cela ne réussit pas, que l'estomac repousse..., auquel cas on n'acceptera que *quelques gouttes*, d'heure en heure par exemple, à titre d'essai (songer aussi au « dos frais »).

On ne doit jamais se contraindre à boire à contre-cœur une quantité appréciable d'eau, surtout si elle n'est pas très chaude.

***

Pour comprendre le jeu de la boisson et saisir les motifs de

Une explication nécessaire.

Roux, éditeur, à Aurillac (1 fr. 80).

toutes ces précautions, il importe de se rendre compte de ce qui se passe dans le tube digestif. Voici :

A) — Certains estomacs sont tellement distendus, flasques, inertes, qu'abandonnés à eux-mêmes ils ne sauraient se débarrasser seuls ; au bout d'un certain temps l'organe resterait en panne, avec une foule de détritus qui entreraient en fermentation, l'irriteraient, — provoquant l'état « congestif » et l'intoxication, etc.

Les excitants (sucre, etc.) ne feraient alors qu'exaspérer et enfiévrer. Seule, *l'eau pure* peut aider gaster à se libérer *peu à peu*.

D'abord, — dans la première période de la digestion, la *petite douche interne froide* (stimulante) vient de temps en temps réveiller à propos et réconforter l'estomac, soit pour l'encourager dans son travail et lui humecter son bol alimentaire, ou pour expulser des gaz. Mais bien entendu il faut aller doucement, prudemment, sous peine de se faire plus de mal que de bien.

Puis au bout de longues, longues heures, lorsque la digestion peut être considérée comme achevée (tant bien que mal !), il s'agit de « nettoyer le vase » : 1° chasser vers le pylore les derniers débris que l'estomac « dilaté », — impuissant à se contracter à refus, — ne pourrait résorber ou expulser ; 2° laver les parois et les soigner (car elles sont tuméfiées, catarrheuses) ; 3° les rincer et les raffermir pour une nouvelle épreuve. C'est dans ces lavages en grand, qu'intervient l'eau plus ou moins *chaude*. —

B) — Et enfin, il y a ce diable d'intestin à la suite... —

Etc.

On ne sait pas boire.

DÉTAILS OPÉRATOIRES. — A) — A jeun est l'instant le plus favorable, parce que le corps étant reposé, l'estomac est lui-même plus fort et se trouve d'ailleurs à peu près libre. Notons qu'*on peut faciliter grandement l'opération par quel-*

ues artifices, savoir : au lit, les *compresses* (1) ; debout, une légère *panacée* (ou tout au moins le *dos frais).* Ne point donc perdre de vue ces excellents auxiliaires.

Dans la journée c'est plus scabreux, et il est rare qu'on puisse boire plus d'un grand verre. Causes : inaction physique, ou estomac mal en point à cause du repas précédent (trop de volume, trop de liquides ou de verdures, ou au contraire abus d'excitants d'où spasme, etc.). — On n'écoutera que le besoin *réel;* on s'habituera à *boire sans calcul,* en rêvant à autre chose ; et l'on s'efforcera de patienter (en s'occupant de ci de là), de manière à n'accorder à l'organe ce qu'il réclame que lorsqu'il n'y aura plus de doute. Enfin on laissera s'écouler (habituellement) une bonne heure avant de réitérer s'il y a lieu.

Autre question : *l'eau doit être, à chaque fois, à la température voulue* (2). Depuis l'eau fraîche jusqu'à l'eau brûlante, il y a de la marge et il le faut : l'estomac peut « permettre » le passage d'un grand verre d'emblée, alors qu'il refuserait d'accepter une seule goutte d'un liquide moins ou plus chaud que ce qu'il désire. C'est surtout à jeun, et aussi avant souper, que cette variété de température, — ce besoin d'eau très chaude, plutôt, — se manifeste : à jeun, parce que la quantité avalée peut être forte ; et le soir, par atonie ou spasme stomacal. De même avant le coucher.

B) — Mais, quel brouillamini chez bien des gens ! Il en est qui tentent leur premier « essai » juste en se mettant au lit, c'est-à-dire au moment le moins propice (pour ceux qui soupent) : c'est non pas le soir, mais le matin qu'il faut débuter ; — et du reste, la qualité de la journée dépendant tout entière de la façon dont on l'a commencée, c'est un motif de plus pour la commencer bien.

D'autres, qui ont eu la bonne idée de faire leur cure le matin, au lit, s'obstinent à n'avoir pas d'eau chaude, — par

(1) Notamment trucs N°ˢ 1 et 2 (page 53) de *Pour rester jeune,* 2ᵉ partie.

Roux, éditeur, à Aurillac (1 fr. 80).

(2) Nécessité, en cas d'insomnie (ou de service tardif le matin), d'avoir sur la table de nuit — outre le verre d'eau et la carafe traditionnels, une veilleuse à huile, pleine d'eau chaude.

simplification (1). Ou bien ils se croient *tenus de boire*, — boire quand même et d'urgence, négligeant l'hydrothérapie douce (engageante) et avalant de force dès qu'ils ouvrent l'œil, sous prétexte que l'heure les talonne et qu'il leur va bientôt falloir se lever, manger (surtout !), etc., — et ils se précipitent, aggravent leur première faute en récidivant, et finalement se noient l'estomac sans même en faire profiter l'intestin ; de telle sorte qu'au lieu d'un seul organe fatigué (l'intestin), ils en ont deux et ne peuvent plus rien digérer du tout (2). Pour d'autres encore, même manège, mais avec moins d'incohérence : ils ne vont pas jusqu'à la noyade, mais ils écourtent la boisson et ne prennent que le tiers ou la moitié de ce qu'il leur eût fallu, — tout cela, au fond, par l'idée fixe (universelle) de ne pas « rater » le petit déjeuner. —

En vain prétendrait-on qu'on ne peut se maîtriser, que le « tempérament » s'y oppose (ce fameux tempérament, vous savez bien), etc.... Erreur, chansons, comédie des « à peu près » et exagération du *moi*, avons-nous dit : *supprimez les surexcitants et l'inaction*, et bientôt (l'eau aidant) vous serez réfléchis, pondérés. — On fait fausse route et l'on commet une *double faute* : 1° on se prive de l'eau nécessaire ; 2° la nourriture intempestive ne peut que nuire, d'autant plus qu'alors on est conduit à user du *picotin* qui pousse encore plus avant dans l'impasse.

Quelques nouveaux détails, maintenant, pour chaque période.

***

1° A jeun. A) — Avoir soin de se laver la bouche au réveil, avant d'avaler de l'eau.

Qu'on reste au lit (c'est le mieux si on le peut, — sans abus toutefois mais en y demeurant *tant qu'on y est bien)*, ou qu'on se

(1) L'eau froide toute seule ne peut, faute de température et de quantité tout à la fois, délier et déterger à fond l'intestin.

(2) Les gloutons d'eau à jeun éprouvent souvent une légère douleur fixe au flanc droit, — comme l'impression de « quelque chose qui ne passe pas » : c'est le pylore qui se révolte, se contracte et retient mordicus l'eau dont, par suite, l'estomac se trouve morfondu tandis que l'intestin en est frustré.
La *constipation* ne peut qu'accentuer le dit « point de côté » (sucromanes).

lève (tôt ou tard, par obligation ou goût mais sans brusquerie), il est rappelé qu'on usera (suivant le cas) : de compresses au lit, et du dos frais (« panacée », plutôt) dans la chambre.

Debout, on revêtira un ample et fort peignoir en laine (par dessus la chemise mouillée), et l'on séjournera dans une pièce chauffée (à 17° si possible (1)) ; avoir même — surtout au moment final où l'on est tout nu, — un feu flambant s'il fait froid (en été le bon soleil remplace le feu... avec avantage).

De toute façon *l'on procédera philosophiquement*, — soit qu'on sommeille ou qu'on s'occupe (2). De temps à autre on se recueillera, on boira, on s'étirera et l'on respirera, on changera de côté, on fera même une sieste (3) ; on renouvellera les compresses dorsales, — ou l'on rafraîchira le visage et la chemise (au besoin) si l'on est debout, etc...

B) — *On continuera jusqu'à ce qu'on ait assez du lit, et assez de la boisson* — sans même s'inquiéter de la quantité qu'on en aura pu absorber ; le criterium pratique, c'est lorsqu'on se trouve très dispos pour un tub ou un bain froid. — Ensuite, on mange. —

« *En principe*, on ne devrait guère être autorisé à manger...
« ...ou à prendre un tub ou un bain froid (ou même chaud)...
« que lorsqu'on a pu boire volontiers suffisamment d'eau pure
« au préalable et que (surtout) l'urine est redevenue incolore.
« Il faudrait tout au moins avoir l'haleine pure, la bouche nette,
« la tête libre et les pieds chauds ».

Mais on n'est pas parfait.....

En application, donc, on devra *continuer à boire jusqu'à ce que l' « eau très vive » soit agréable*. —

Manger le matin sans avoir pu prendre un tub, est déjà une faute ; mais la faute est plus grave encore si le dit tub est anti-

(1) Utilité des bons poêles à pétrole ou à gaz, en hiver, — à condition d'y placer dessus un large vase plein d'eau en ébullition.

(2) Ce mode de travail à jeun, — au lit mieux encore que debout, — est le plus coulant et le plus fructueux comme qualité et quantité ; mais *il nécessite des moments de repos, afin d'éviter l'acharnement.*

(3) Les jours de *bain chaud* (2 à 3 fois par mois) tout ceci se fera dans le bain (pourvu qu'on le prenne à jeun et alors pendant 1 h. 1/2 au moins) ; on rappelle qu'une petite séance préparatoire au lit (avec compresses), est toujours très utile.

cipé. Mieux vaut si l'on est pressé, sortir sans manger et continuer à boire par intervalles; certains hommes d'affaires, très occupés cependant, procèdent ainsi et s'en trouvent fort bien (1). Mais derechef nous insistons, spécialement ici, sur *l'absolue obligation de s'accorder des pauses suffisantes,* de s'allonger, de fermer un instant les yeux, faire le dos frais, etc, pour se ressaisir et *éviter l'emballement* (détente intestinale).

Moyennant quoi le travail du matin est le meilleur.

En cas d'ajournement ou de suppression du repas du matin, on réservera également le tub pour avant-midi (quelques instants avant le bon repas, et avec « préparation » préalable et soignée).

***

2° Dans la journée (entre les repas), et le soir au coucher. Trop de repas.

A) — Deux maximes inexorables:

1° On mange toujours trop;

2° Pour digérer il faut *du temps,* — beaucoup de temps même, chez la plupart (2). —

La seule vraie solution serait: s'en tenir aux repas habituels, mais les faire très modérés. Malheureusement c'est tout l'opposé: non seulement on se bourre de plus en plus à chaque fois, mais l'on en vient à manger dans les intervalles sous prétexte que l'estomac est « fatigué » (il le serait à moins!). Force est donc d'adopter un moyen terme radical, un pis-aller: limitation sévère — et presque toujours diminution — du *nombre* des repas. —

Vous ne pouvez pas boire? L'eau ne vous réussit pas, vous pèse, etc.? Eh bien, ne buvez pas encore; mais ne mangez pas non plus. Fuyez l'oisiveté, faites de l'exercice physique, — agissez en chantonnant. Et si vous avez froid au repos, couvrez-vous et chauffez-vous, et buvez chaud (3).

---

(1) Si cependant l'on *veut* manger sans y être préparé, qu'on ne fasse du moins qu'une *petite collation* froide, très peu solide et plutôt fruitarienne et liquide : fruits cuits et crus, eau, café malt fort, pas de lait, peu ou pas de gras neutre (beurre, crème, etc., quelquefois pommes de terre sautées au beurre et froides); pas de sucre; une croûte de pain si l'on y tient.

(2) Le tube de Faucher peut en donner la preuve irréfutable, séance tenante.

(3) Au besoin faites un somme au coin du feu (sauf à réagir ensuite), en attendant l'*heure habituelle* du coucher (et alors retardez plutôt celui-ci.)

Un repas inopportun n'est jamais salutaire. Il peut être mortel.

Les sédentaires et les dyspeptiques devraient ne faire que 2 repas au plus par jour, l'été surtout; cela leur permettrait de boire à leur aise et d'aller infiniment mieux. Au moins faudrait-il qu'à part une forte restauration, les 1 ou 2 autres ne fussent que des lunchs.

Répétons-le sans cesse: dans la journée lorsqu'on ne peut boire d'eau ou qu'on n'en boit pas assez, c'est tout bonnement parce qu'on a mangé trop, — sinon trop tôt ou trop souvent.

Plus d'une personne débile ou d'occupations tranquilles et d'existence confinée, ferait bien de perdre le souvenir du traditionnel souper et d'y substituer une bonne promenade, avec boisson au retour et un bon feu s'il y a lieu. A celles-là — et à celles qui se surmènent, il convient de rappeler aussi la pratique fréquente du *dos frais*.

B) — Pendant la canicule, cette alimentation sommaire est de toute nécessité:

1° la chaleur ambiante étant une gêne, il importe de ne point l'augmenter par un luxe de combustible (sinon l'on est alourdi, somnolent, pâteux, et conséquemment l'on use et abuse des excitants, viandes, boissons sucrées ou alcooliques, thé, café, etc..);

2° la haute et molle température s'opposant aux mouvements, est doublement nuisible à la digestion, nouveau motif pour alléger le plus possible la tâche gastro-intestinale;

3° le grand besoin d'eau (à cause de la transpiration) ne permet que des repas modérés et peu fréquents, si l'on veut pouvoir se désaltérer comme il faut;

4° enfin les dangers de dessèchement et d'intoxication organique s'accentuant par la diminution des liquides et l'épaississement des sucs, on se méfiera de l'*alimentation carnée* (œufs compris) et même de toutes les *substances azotées* (de digestion relativement laborieuse, du reste).

Mais en revanche, comme en temps chaud les journées sont les plus longues, on conçoit doublement la nécessité d'y ménager de fréquents repos.

*
* *

Conclusions sur la cure d'eau interne.

A ce régime de boisson bien comprise, la *constipation* cède en quelques jours; puis si l'on continue, elle finit par disparaître totalement (en 2 à 3 mois).

Dès que les selles sont redevenues couramment normales et abondantes, calmes, faciles et plutôt molles, il faut se garder de tout abus de boisson, — surtout s'il y a tendance au laminage.

Il est clair en effet qu'au fur et à mesure il faudra savoir diminuer les volumes, ainsi que les stations au lit, etc. — Ici encore on luttera contre *l'hydromanie;* et l'on écoutera l'instinct. Les réductions seront progressives, mais elles n'iront point jusqu'à la suppression: on conservera l'habitude de boire, peu ou prou, aux heures requises (c'est-à-dire 3 à 4 fois par jour, suivant que le nombre *possible* des repas sera de 2 ou 3). *La cure d'eau à jeun demeurera toujours fort importante.*

3° HYDROTHERAPIE, etc.

C'est la *gymnastique de la peau.* Et combien négligée encore! Peu de chose à en dire ici, en sus de ce que nous en avons indiqué déjà.

On ne pratiquera jamais assez: les *compresses* le matin, le *dos frais* dans le jour, la *panacée* au coucher, et le *tub* (ou le bain froid) au lever.

On ne saurait croire combien — répétées quotidiennement, les petites pratiques *d'hydrothérapie douce* sont salutaires: elles invitent à boire, délassent et nettoient, préservent pendant toute la nuit de la congestion permanente, chassent la constipation et améliorent le sommeil; enfin elles préparent à l' « *eau vive* » du matin, — c'est-à-dire à une bonne reprise du travail habituel. Mais elles doivent s'accomplir discrètement lorsqu'on est au lit, sans bruit ni lumière (fort important).

Par ces moyens très simples (et dont on prend insensiblement la routine), *on double ses forces tout en ménageant mieux son capital.* — Pour les enfants qui étudient c'est une charité que de les en gratifier, d'autant qu'ils s'en accommodent à merveille : rien de mieux pour dissiper *de suite* les bobos, rhumes, maux de tête, dents, yeux, oreilles, gorge, intestin, pour procurer nuits calmes, labeur fructueux, franc appétit, et pour éloigner ou enrayer toutes les maladies dangereuses, fièvres, bronchites, méningites, etc.., et pour l'évolution sexuelle.

Expliquons quelques points de détail.

***

Panacée.

L'endurcissement est rapide et la mouillure se fait de plus en plus abondante, sans scrupule : tout le devant de la chemise de nuit y passe (à l'exclusion du col et grosso-modo du bas-ventre), ainsi que les deux hanches et les aisselles, — et aussi les deux aines (largement) ; quant au dos, outre la mouillure lombaire prescrite, le bas de la chemise est trempé à tordre et ramené en tapon sous le siège. Ce faisant l'on en a pour toute la nuit..... Bien entendu la forte lotion des jambes et des pieds est toujours de rigueur.

En hiver, on peut tolérer l'eau dégourdie. Est toléré également (pour les atoniques) un cruchon au lit, pendant quelques instants seulement (Rappel).

***

Compresses.

A) — Il paraît que certains débutants s'en plaignent (1) : c'est faute de savoir opérer. D'abord, il importe de ne rien brusquer et de différer plutôt d'une minute la compression dorsale si l'on croit pouvoir dormir encore, paisiblement, sans son secours. En second lieu, sous peine de congestion et de fatigue il faut un oreiller dur (en crin végétal), et la tête doit être très haute (surtout lorsqu'on prend une compresse *dorsale) ;* il est bon, d'autre part, de s'étendre un peu sur le côté ; puis l'on peut avoir besoin de boire et aussi de se remuer, de se retourner, de se soulever, etc.

Si nonobstant, l'on éprouve au bout d'un instant quelque gêne ou énervement (signe de constipation tenace) (2), il suffit

(1) Sucromanes ou grands atoniques (échauffement ou météorisation, état spasmodique ou frissonnant, impuissance cœcale). Ces sujets peuvent avoir besoin aussi de quelques grands bains chauds (à jeun, 1 h. 1/2 à 2 heures de temps, température portée assez vite vers 36°,5 à 37°, sauf — s'il le faut — une ou deux alternatives de trempage froid pendant la durée du bain).

(2) Lutte gazeuse entre l'estomac qui demanderait la paix, et l'intestin encore bouclé (à l'aine droite et au colon ascendant) et se refusant à rien laisser passer.

pour y mettre un terme et se trouver de suite très bien (réveil gastro-intestinal), de se rouler à plat-ventre sur la dite compresse qu'on enlève de dessous-soi et qu'on dédouble pour l'appliquer sur le devant (avoir soin alors de la bien retenir sous les aisselles, et de la tamponner sous les deux aines en écartant un peu les jambes).

Ne pas perdre de vue, non plus, qu'une compresse *dorsale* veut être souvent rafraîchie (changée), notamment si l'on s'est endormi dessus; on ne les fait jamais assez épaisses ni larges.

En cas de velléité de coliques (cas d'un 1/2 maillot), songer à mettre une surcouverture momentanée (laine) sur le ventre et la poitrine; et ne pas oublier de boire (si l'on en a besoin).

B) — Au bout de quelques jours d'essais patients — et à mesure que s'atténueront le spasme chronique de la constipation nerveuse et l'*état congestif habituel* (gastro-entérite), on s'accoutumera ainsi peu à peu à boire et à refaire un bon somme chaque matin. —

Toutefois il faut compter avec la bizarrerie humaine: il est des sceptiques, des indisciplinés, des révoltés, qui s'insurgent de parti-pris et *ne veulent pas* se trouver bien du remède qu'on leur propose; ils jettent le manche après la cognée, critiquent tout, se répandent en plaintes amères, refusent d'essayer de se calmer, de boire, de se rendormir; ils ont *l'idée fixe* qu'une simple compresse les refroidit, les fatigue, leur fait « beaucoup de mal », etc.; — à ceux-là, il faut plus d'une fois *laver la tête* (au propre et au figuré); mais si l'amélioration est plus longue à venir elle vient malgré tout, irrésistible — et plus rapide qu'on ne le croirait. — A signaler encore ceux qui se prennent pour des condamnés à mort et sont comme figés et cloués, — n'osant plus bouger dès qu'ils sont dans un maillot; ils semblent prendre plaisir à confire dans leur moiteur; il ne leur viendrait même pas l'idée de changer de compresse dorsale lorsque celle qu'ils ont sous eux les horripile; etc.; ce sont de vrais automates incapables de comprendre ce qu'on leur fait faire, ou plutôt dénués d'initiative. Et puis c'est le joug, le fatalisme morbide, le renoncement. Etc., etc.. — Avec de tels désorientés, farcis de jugements téméraires ou enclins à tout exagérer ou à tout abandonner, l'intervention fréquente du praticien est évidemment indispensable.

*
* *

Grands Maillots (1) Bains chauds.

Toutes les fois qu'un *manteau espagnol* vous fatigue, dites-vous que c'est parce que *vous n'avez pas opéré méticuleusement suivant les prescriptions.*

Et sans tarder recommencez l'expérience, et réitérez-la de temps à autre jusqu'à ce que vous soyez rompu au métier. Tout est là. Ensuite, vous serez prêt pour vous en servir — avec efficacité, en un moment urgent.

De même pour les *bains chauds.* (Ajoutons qu'après le bain chaud *il faut* un bain froid, — ou tout au moins 1/2 bain, avec tub pour les épaules et les bras; le simple tub est alors insuffisant pour la réaction des membres inférieurs). —

Ce n'est pas lorsqu'on est *sérieusement* malade que se fait *l'apprentissage* de ces grands traitements. Il faut être plus prévoyant. Et pour vous y entraîner, commencez par *l'emploi courant des compresses*, toutes les fois que vous en aurez le loisir le matin: vous n'y perdrez rien en fait de santé — ni même comme agrément.

*
* *

Eau « très vive ».

Ne pas abuser des bains froids. Au contraire, le *tub* quotidien est toujours utile (si l'on y est *bien préparé*) (2). — Le besoin du bain (ou 1/2 bain) *froid* se fait sentir en cas de constipation, congestion, jambes lasses, extrémités brûlantes, etc.; c'est-à-dire seulement de loin en loin. —

On recommande de compléter l' « eau vive » par un « dos frais », séance tenante (en se rhabillant). Oindre pieds et mains aussitôt après.

Avoir un local chaud (17°), et même un feu flambant en hiver (auquel cas la température ambiante peut n'être que de

(1) Pour le *maillot inférieur*, nous conseillons l'emploi d'un vieux sac à céréales. C'est très pratique.

(2) Pendant le tub (ou le bain), on peut s'inonder la tête si cela convient. — Le dernier mot de la perfection est de pouvoir se passer à l'eau froide en chantonnant. — Pour le tub on emploiera 1/2 à 1 plein seau d'eau, suivant les dispositions; et l'on tâchera de s'habituer à l'eau de plus en plus froide (5 à 6° en hiver).

Roux, éditeur, à Aurillac (1 fr. 80).

12 à 14°). Ne pas oublier la surcouverture ensuite; parfois il faudra (momentanément) double paire de chaussettes (dont une en laine). *Éviter les courants d'air.*

Ne pas trop tarder à manger, — mais plutôt *froid* pour le début du repas (pain froment « complet » dur et de préférence sans levain, gras neutre, fruits cuits ou crus, légumes au maigre, pommes de terre croustillantes, etc.), et cela d'autant mieux que l'impatience ou l'anxiété seront menaçantes; farineux et mets *chauds* ensuite, par intervalles et en quantités croissantes; etc.; — comme liquides (vers la fin et peu à peu), de l'eau, du lait, du café malt, froids (1). Et mâcher, mâcher indéfiniment, tout en manœuvrant (sans d'abord s'attabler) de manière à faire la réaction et à éviter en même temps l'hypnotisme alimentaire.

En général, le repas après l'eau vive est le meilleur, — celui dont on profite le plus; il ne faut donc pas négliger de le faire bien, dût-on emporter quelques provisions sur soi (y compris des fruits huileux) si l'on est obligé de sortir tôt. — Mais *se tenir toujours éloigné de la satiété.*

Nous rappelons que *l'eau vive mal « préparée », — brusquée, conduit à faire des sottises* (boulimie, excès et mauvais choix de nourriture); non seulement elle ne saurait procurer une journée satisfaisante, mais en sus la tentation fébrile des excitants (vin, sucre, viandes, etc.) peut déterminer des complications fâcheuses (goutte, rhumatisme, refroidissement, hernie, etc.). C'est pourquoi nous n'admettons point l'eau vive sans une ample « préparation » (2).

(1) Voir plus loin la question des repas. S'il y a atonie gastrique notable (« dilatation »), ou forte météorisation (tube digestif mal dégagé), on aura plutôt envie — et besoin de prendre un peu de chaud tout d'abord (pommes de terre robe de chambre, soupes compactes, légumes, etc.); mais on reviendra *vite* au froid-sec.

(2) Voir ci-dessus *Boisson*, notamment la longue séance au lit — puis en robe de chambre (avec la chemise en « panacée »). — etc. Ne pas oublier les frictions et les *fortes claques* réitérées, au dernier moment.

Pour le *tub*, lorsque nonobstant le désir réel d'en prendre un l'on redoute le premier choc de l'eau froide, voici un bon truc : adoucir l'eau avec un peu d'eau chaude, puis aussitôt après les premiers coups d'éponge et tout en continuant à s'arroser, remplir la cuvette d'eau froide. Et c'est bien le cas de se rôtir longuement au préalable, au grand soleil ou devant un bon feu (rappel).

*
* *

Rien de spécial à dire sur la *toilette,* sinon qu'il est bon de la faire assez complète avant chaque repas, et aussi avant de dormir (rappel). Dito après un travail un peu rude pour le système nerveux. — Pour la bouche (2 fois par jour) : *le meilleur « dentifrice » est l'eau boriquée;* il faut une brosse dure, et de la poudre craie et charbon; se rincer finalement à l'eau pure. — Divers

Lorsque les *selles* sont laborieuses: signalons le *dos frais* comme très efficace (pratiqué *au moment même,* avec lotion légère du visage à plusieurs reprises) ; une cigarette de tabac produit également bon effet. — Les fonctions alvines ne s'accomplissent vraiment bien que dans la quiétude: quelques instants de détente générale sont nécessaires (comme pour la digestion).

*
* *

On a coutume de s'effrayer de l'hydrothérapie *froide,* et l'on est porté à y substituer des applications *chaudes* (bains, bains de vapeur, maillots, etc.). C'est un tort, une erreur complète. Inconvénients — et dangers des pratiques chaudes.

L'eau froide, bien employée, est toujours salutaire et éminemment vivifiante. Au contraire *le chaud est toujours scabreux;* et si les applications en sont prolongées ou réitérées *il peut devenir dangereux, et même mortel* (lorsque n'intervient pas une réaction froide aussitôt après).

Le *chaud sec* (bain d'air chaud, bouillottes, bassinoire, soleil ou grand feu prolongés, vêtements exagérés etc.,) est encore plus fatigant. —

Ceci est dit — et redit — une fois pour toutes, notamment en cas d'affaissement nerveux, et pour les bronchites : C'est surtout du froid qu'il faut (Voir la brochure *Traitement des Fièvres).*

4° MASTICATION

Voilà, certes, un chapitre du plus haut intérêt. On commence à s'en rendre vaguement compte dans le public ; mais comme toujours on s'arrête au mot, sans beaucoup approfondir la chose qu'on est plutôt porté à dénaturer et caricaturer.

Roux, éditeur, à Aurillac (1 fr. 80).

*
* *

On ne sait pas manger.

A table, on boit toujours trop et l'on ne mâche jamais assez. On croit qu'il suffit d'avaler — une quintessence alimentaire si possible, pour être réparé, et cela instantanément. « Tout ce qui passe fait du bien », dit-on. Absurdités.

L'homme valide le plus sobre mange trop; le malade et l'oisif, beaucoup trop: c'est sur cette base qu'il faut tabler pour se soigner, se bien porter et travailler ferme.

Les intrépides et les infatigables, tous ceux qui *produisent* beaucoup et bon, ne sont pas de gros mangeurs. Au lieu que les dégénérés et les infirmes dévorent.

On mange trop tôt, trop vite, trop souvent, beaucoup trop subsiantiellement (nourriture mal choisie, lourde, échauffante ou toxique), et trop abondamment aussi à chaque repas.

Et la 1re faute entraîne successivement toutes les autres, ce qui nous amène à dire (une fois de plus) que lorsqu'on veut une bonne journée il faut la commencer bien : ne mangeons pas trop tôt, c'est le point de départ (1).

Or c'est l'inverse de nos habitudes; et chez les malades c'est pis. Aussi n'est-il pas étonnant de voir les maladies se multiplier, s'éterniser, et dégénérer en infirmités de plus en plus nombreuses et fréquentes et de plus en plus précoces. —

Pour la plupart des « hommes de l'art », l'*engraissement* semble être le but, le critérium de la réussite. De telle sorte qu'on traite les gens non pour leur santé, mais pour la satisfaction de la bête. — Et puis, en fin de compte : l'être gavé se tient coi comme volaille en épinette, ce qui n'est peut-être pas pour déplaire à ceux qui sont obligés de s'occuper de lui......

Causez avec un souffreteux : il ne vous entretiendra que de ce qu'il doit manger — à certaines heures fatidiques. Consultez les écrits ou avis des spécialistes, même les mieux intentionnés — végétariens notamment : leur meilleur argument en faveur d'un produit est dans sa « valeur nutritive » (2), Etc. C'est

(1) Voir ci-dessus *Boisson* (rappel).

(2) On dira de la viande, par exemple : « elle nourrit moins » que les légumineuses. Or, il ne s'agit nullement de cela, puisqu'*on est toujours trop nourri.*

l'obsession alimentaire dans toute sa candeur. On ne voit et n'entend plus que cela.

En même temps on se lance dans un raffinement culinaire incroyable. Les végétariens les premiers, oubliant que *la fine table est notre mortelle ennemie* et que *végétarisme et simplicité frugale vont de pair,* renchériraient plutôt, — nous inondant de sucreries et de plats hétéroclites, forçant les doses, etc, — sous prétexte de prouver « l'élasticité » de leur méthode et d'attirer à eux les timorés, les indécis et les méfiants; drôles de moyens pour faire des prosélytes *sérieux:* gâchis, au bout duquel on proclamera peut-être la faillite du végétarisme lui-même, ce qui serait bien le comble de l'incohérence.

Dès qu'on a « découvert » qu'une substance (connue et utilisée de toute éternité!) est « très nourrissante », il semble que ce soit le Pactole. Vite on la préconise...; et aussitôt l'on recherche s'il ne serait pas possible d'en doubler, tripler, quintupler les propriétés: quelle aubaine si l'on pouvait se nourrir d'une simple pilule...., sauf (naturellement) à s'en « fourrer jusque-là » dès le lendemain dans l'espoir d'en profiter encore plus.

On songe aux extraits, aux purées, aux légumineuses décortiquées, aux aliments concentrés, — poudres, pâtés et crêmes, etc de viandes (ou œufs) ou de fruits oléagineux, etc, inventions de toutes sortes, — avec mille friandises autour pour engager ou tromper l'estomac; et l'on en prend par pleines assiettes ou larges tranches, on n'en a jamais assez!

Autrefois on vantait la *viande;* puis ce fut le tour des *œufs* (cela dure encore et on les compte par 6 à la fois); puis vint le *sucre,* — et voilà maintenant le *miel* qui rentre en scène, si l'on écoutait ses prôneurs il en faudrait mettre partout et en user à tout propos. (1). — Pour ce qui est des aliments *azotés* « neutres », lait caillé, laitages compacts, fromages à la crème, fruits huileux, haricots, etc, — tous fort nourrissants et dont on devrait être plutôt parcimonieux, — ils passent pour « secondaires » et

(1) L'on conseillera d'avoir sur sa table de nuit un petit pot de miel pour, dès qu'on s'éveille, en prendre une cuillerée. C'est à n'y pas croire.

Roux, éditeur, à Aurillac (1 fr. 80).

ne figurent sur la table que par-dessus le marché (avec l'accompagnement forcé des sucreries, alcools, etc) : simples « adjuvants » ou « compléments » d'un bon repas ! De telle sorte que ce qui ferait le dîner d'un ouvrier, constitue à peine un « entremets » pour le citadin. Qu'on juge du reste...

Ainsi les meilleures choses deviennent pernicieuses. —

Erreur, erreur toujours. — *On devrait ne jamais prendre que très peu de ce qui nourrit beaucoup (ou est très actif) sous un faible volume (ou poids), et l'émulsionner avec d'autres substances moins riches (ou moins corsées).* —

Dussions-nous passer pour un radoteur, nous ne nous lasserons pas de crier indéfiniment :

On ne sait pas boire.

On ne sait pas manger.

Et c'est de l'inobservation de cette double règle que viennent presque toutes les maladies et malchances, — pertes de temps et d'argent, pertes de santé et de gaieté, etc..

***

Il faut tout mâcher.

A) — *Ce qui est mal mâché n'est point profitable et devient plutôt nuisible :* défaut d'émulsion, absorption précipitée — et excès de quantité (inévitable) d'aliments mal préparés pour l'assimilation (indigestes), d'où finalement *état passif* d'un estomac en torpeur indéfinie, intoxication, etc. Tel est le bilan, que les surexcitants ne peuvent qu'aggraver. —

D'où la nécessité *d'apprendre à mâcher.* Parfaitement ! C'est le 1er échelon : une infinité de personnes n'ont jamais appris à manger dans leur enfance et leur jeunesse ; d'autres ont perdu cette notion précieuse, dans leur désarroi social.

On devrait tout mâcher, — tout, même les liquides (notamment le lait). C'est ce qu'on ne fait point : on s'ingénie plutôt à *choisir* les aliments — ou à les « velouter », de telle sorte qu'ils puissent glisser sans érailler l'œsophage.....

Tous les aliments sont faits pour être mâchés : nous avons des dents, une langue, un palais pour cela.

Mâcher, voilà le meilleur apéritif, le plus habile cuisinier et le plus sûr digestif.

Roux, éditeur, à Aurillac (1 fr. 80).

Le pain dur avec du gras neutre ou des produits divers (pommes de terre, légumes, etc.), les fruits, les fruits huileux (à l'heure voulue et s'il y a lieu), sont des digestifs de premier ordre et délicieux, si on les mâche ; au lieu qu'engloutis avec précipitation, ils sont insipides et indigestes. (1)

Les grandes cuillers à bouche sont anti-hygiéniques, on devrait ne se servir que de petites cuillers (à café) ; le mode idéal serait celui des Orientaux (les doigts, ou des bâtonnets), mais l'Européen (né malin) trouve évidemment plus « select » de goinfrer à pleines cuillerées.

Comment se fait-il qu'on puisse s'éloigner autant de cette conception logique ; et quelle aberration est la nôtre : on en vient à prendre de confiance (sans même y goûter), un tas d'ingrédients fabriqués on ne sait comment, — aliments de *convention* souvent dénaturés ou épuisés et privés de toute valeur ou même frelatés, — auxquels on inculque une saveur artificielle... Tels des « bouffeurs de kilomètres », qui franchissent en bolides les plus ravissantes contrées sans y rien voir ni apprécier que ce que leur en montre de loin le cornac. — *Le défaut de mastication mène fatalement au gavage et à la dyspepsie, d'autant mieux qu'alors on use des excitants et l'on se croit obligé de boire* ; — et si par malheur la boisson est du lait c'est le comble. Dès qu'on se laisse aller à boire en mangeant, s'en est fait de la digestion : on avale inconsciemment et l'estomac est tué. Presque toutes les dyspepsies viennent de là ou en sont irrémédiablement aggravées.

B) Donc il faut tout mâcher.

Pour les *solides*, cela se comprend (à peu près). Pour les *soupes et les purées*, etc, il faut déjà une explication : peu d'abondance en commençant le repas, sinon les accompagner de substances à mâcher (pain rassis dur, fruits crus, pommes

---

(1) C'est l'un des grands avantages du *végétarisme neutre* (c.a.d. sans condiments ni excitants) : *il ne pousse pas à la suralimentation.* Il ne dit rien au palais s'il n'est convenablement trituré dans la bouche ; et du reste, en voulant aller trop vite on s'en trouverait bourré aussitôt.

Roux, éditeur, à Aurillac (1 fr. 80).

de terre rissolées, etc). Pour les *liquides*, enfin : aux repas, ne les admettre que tardivement, et d'habitude les malaxer par gorgées (avec ou sans autres substances) ; hors des repas, les faire voyager plusieurs fois dans la bouche avant de les avaler (si leur quantité n'est infime).

Mâchons ; mâchons *dur et sec*, mâchons *froid* le plus possible (surtout s'il fait froid) ; et commençons par des mets ***neutres*** (1). C'est le seul moyen de ne pas manger trop, et de bien digérer sans que l'estomac ni l'intestin ni le corps en souffrent. Et ce n'est nullement dénué de charme, au contraire. Nous y reviendrons.

5° NOURRITURE.

Que penser des menus tout arrêtés d'avance pour chaque espèce de repas.

On entend dire de tous côtés : mangez ceci le matin ; prenez cela à midi ; suivez tel régime le soir. C'est illogique si l'on descend aux détails (2).

L'organisme humain est le caprice même ; les régimes inflexibles ne lui vont pas. Les occupations et le travail accompli (nature et quantité), la composition et la consistance des repas antérieurs, la cure d'eau plus ou moins imparfaite, les saisons et l'état de santé aussi, etc, peuvent faire changer du tout au tout les besoins alimentaires, non-seulement d'un jour à l'autre mais même suivant l'heure dans une seule journée. D'où l'obligation de *varier la nourriture au jour le jour*, sans parti-pris, sans périodicité ni régularité convenues, *en se guidant d'après l'intuition des besoins futurs* (qu'on acquiert vite lorsqu'on ne mange qu'à propos et sans excès).

L'estomac et l'intestin sont d'irréconciliables antagonistes, l'un tire à ***hue*** et l'autre à *dia ;* tandis que l'un réclame des

(1) Voir plus loin l'article *Comment manger*.

(2) Il en est qui vont jusqu'à spécifier *les quantités*, pour chaque chose ; comme si l'animal était automatique ! — Ainsi : l'on prendra tous les jours *sa* livre de fruits ou *sa* côtelette, *ses* trois jaunes d'œufs, etc, ni plus ni moins, ni autre que d'habitude, c'est une formule revue et corrigée, dûment homologuée, cabalistique. Pourquoi ? on n'en sait rien. Et l'on est surpris, ensuite, de péricliter !...

échauffants, l'autre sollicite *du vert* (pour compenser). Il est clair que cette querelle intestine doit amener de fréquentes perturbations dans l'équilibre de notre goût. Et il s'agit, — sans nuire à aucun des deux organes, de servir l'un et l'autre à peu près à leurs *besoins* respectifs (sinon à leurs lubies), en « partageant la poire en deux ». Or ce nec plus ultra n'est pas irréalisable, grâce au bon *régime des farineux « complets » (secs, ou au maigre), lequel concilie tout:* faisons donc toujours pencher la balance par là si nous voulons éviter de trop fortes erreurs. —

Nous voici maintenant en présence de notre *menu,* arrêté, exécuté et supposé servi *en entier* sur table (nous verrons plus loin pourquoi). Que faire à ce moment: *choisir.* — Choisir, oui, en tenant compte de certaines prescriptions générales d'un caractère plus ou moins absolu,que nous allons passer en revue de suite.

RÈGLES FIXES. — 1° Ne pas boire au début d'un repas *(aucuns* liquides) ; 1° Interdictions.

2° Pas de *soupes fluides* ni (a fortiori) liquides (sinon les mâcher avec beaucoup de pain sec) ; perdre la manie d'*arroser* les potages (avec du lait, entre autres) ;

3° Eviter de manger *chaud d'abondance* (farineux notamment), — le cas échéant choisir de l'archi-sec (croûte ou fond de casseroles), s'en tenir au minimum et l'entremêler de froid et très dur ;

4° Ne jamais boire du lait d'un trait, sans le mâcher ; ne prendre les autres liquides que par gorgées espacées, quelle que soit la soif ;

5° Ne pas commencer un repas par des aliments carnés ou sucrés, ni manifestement excitants (au gras, etc) ; (1)

6° Ne faire *qu'un seul fort repas* quotidien ; n'admettre qu'une

(1) Rappel : les prescriptions de 1 à 5 sont de la plus haute importance pour faciliter la réaction après l' « eau très vive », surtout si l'on est impatient, frissonnant, spasmodique. C'est alors, qu'il faut s'efforcer de mâcher sec, froid et neutre!

fois au plus par jour les aliments carnés (si l'on en veut prendre) ou sucrés (d°);

7° *Soupers* maigres, neutres, sommaires, et sans œufs ni légumineuses ni laitages compacts (simples « collations », la plupart du temps);

8° Pas d'aliments faisandés, fromages « faits, » etc.;

9° Jamais de *purées végétales* (sauf de loin en loin pour la pomme de terre); pas d'*œufs crus* (ni même glaireux), non plus que de *purées animales;* — jamais de gavage;

10° Sauf en grand sport, pas de *fromages d'aucune sorte* (ni de mets au fromage, gâteaux, macaronis, etc.), — lesquels ne conviennent qu'aux manouvriers au grand air et aux enfants qui n'étudient pas et qui trottent tout le jour; même interdiction générale pour les *mets tout au lait* (riz, bouillies, etc.) si l'on n'est grand végétarien (ou pour les enfants);

11° Pas de substances (animales ou végétales) « *saisies* » *ou* « *blanchies* » *à l'état cru,* par la friture, l'eau bouillante, etc, (exception pour les seules pommes de terre frites et aussi pour quelques farines légères); cuisson « dans leur jus » et à feu doux, — pas de *sabotage,* il faut du temps; (1)

12° Pas de *plats compliqués;* qu'ils soient plutôt en « nature »; éviter tout ce qui est raffinement et friandise; — pas de *produits manufacturés* (« spécialités » de toute espèce aux noms pompeux ou baroques, affriolants ou suggestifs) (2); n'admettre que par bribes les mélanges douteux — ou corsés et excitants (ces derniers le plus tard possible, si l'on ne préfère s'en passer);

13° Etre économe de *sel* (dans les mets) et de *vinaigre* (dans les salades et les vinaïgrettes « nature »);

14° Le carnivore (œufs compris), s'abstiendra en principe de tous *excitants alimentaires* (3); au contraire en faveur des

(1) Rappelons que les aliments — notamment les soupes et bouillies, — ne sont d'une assimilation vraiment satisfaisante qu'à la condition de subir une cuisson à feu doux pendant *3 heures au moins.*

Pour les légumineuses et les gruaux il faut 4 à 5 heures.

(2) Exception pour les *conserves* (mode Appert, ou à l'huile), et aussi pour les *pâtes alimentaires,* mais sans assiduité.

(3) Voir plus loin : *Choix des aliments,* et *Excitants alimentaires.*

végétariens absolus *permanents,* large tolérance relativement au *sucre,* — et quelques permissions (en été) pour l'eau rougie ou la bière et le thé légers, ainsi que pour les bouillons gras et jus de viandes (mais plus rarement et très peu) ; — dans les deux cas, avoir de fréquentes interruptions de « calme plat », pendant un jour entier au moins;

15° Celui qui ne peut digérer la *salade crue,* n'a pas droit à la viande ni au poisson ; celui qui ne digère même pas les *fruits crus,* doit se dispenser aussi des œufs (et des noix) ;

16° Rester sur l'appétit léger, d'autant mieux qu'on agira moins des muscles;

17° « *En principe,* on ne devrait guère être autorisé à man-« ger — ou à se coucher (pour dormir), ou à prendre un tub ou « un bain froid (ou même chaud) ou un lavement, — que lors-« qu'on a pu boire volontiers suffisamment d'eau pure au préa-« lable et que (surtout) l'urine est redevenue incolore. Il fau-« drait tout au moins avoir l'haleine pure, la bouche nette, la « tête libre et les pieds chauds ».

* * *

2° Quelques avertissements et rappels.

18° *Observation très importante.* Les changements de régime veulent une transition; ils doivent s'effectuer non pas *d'emblée,* mais avec méthode et en modifiant *progressivement* — mais résolument les dosages; de cette façon l'on peut, sans risque de dépression (inquiétante pour le sujet, sinon dangereuse), amener les pires suralimentés ou surexcités vers le desideratum final, lequel, pour le plus grand nombre, est un végétarisme rigoureux. Cependant, toutes les interdictions (ci-dessus) numéros 1 à 11 étant *absolues,* devront être *observées de suite et à la lettre;*

19° Mâcher sec (et lentement), surtout au début du repas (on a toujours le temps de boire plus tard si les fruits et légumes au maigre ne suffisent pas pour désaltérer) ; — mâcher sec, sec, sec et dur, dur si l'estomac est « dilaté ». (1)

20° Si l'*appétit* est *déréglé,* songer de prime-abord au *gras neutre* — sans perdre toutefois de vue ses qualités enjôleuses

(1) Pain longuement *séché* à four très doux (ou rassis de 8 jours).

Roux, éditeur, à Aurillac (2 fr. 50).

(les pommes de terre durcies et froides, substituées au pain, sont alors une bonne garantie contre les risques de gavage); quant au *lait,* au-delà de 150 grammes il est plutôt dangereux pour des encaqués (mieux vaut le café malt fort ou le bouillon maigre, froids, si la soif persiste);

21° Vers le milieu ou la fin du repas on peut boire (café malt fort, bouillon de légumes, *un peu* de lait, eau), mais s'en tenir au *strict indispensable* (1); (cependant il faut ce qu'il faut: soit une tasse à café, au plus, par 100 gr. de pain *desséché).*

Les mélanges poussent: à la consommation inopportune de substances qui peuvent ne pas convenir, et aux excès de quantité. Citons: café-lait-sucre; macaroni-fromage; riz-lait; riz-lait-sucre; fruits cuits (ou tartes) - sucre; confitures; fromage blanc-sucre (avec ou sans crème); fraises (ou groseilles, etc) - sucre (ou vin, etc); entremets variés; 4 mendiants; nougat; omelettes - tomates; etc, et en général tous les mets accompagnés de sauces ou de jus spéciaux, les légumes (ou farineux) « au gras », etc, etc.

Voici un truc pour éviter toute maladresse à leur sujet. Supposons qu'on ait envie de *pommes de terre sautées au beurre* (mets complexe); alors on se fera ce petit raisonnement préalable: est-ce la pomme de terre qui me plaît, ou simplement le beurre de la friture? Si la 1re question est résolue négative-

(1) Si après un certain temps de mastication l'on sent venir la soif ardente, snextinguible, cela d'ordinaire signifie qu'on mange avant l'heure (cure d'eau insuffisante), et trop vite. Il faut de suite un frein : beaucoup de gras neutre et pommes de terre rissolées, et force fruits ou légumes (s'ils plaisent), quelquefois une noix pour clore ; et — sauf en sport (ci-après *lait et laitages* pag · 55, et *fruits* page 55 renvoi) — abréger la séance pour fuir la tentation, car il peut y avoir danger (page 23 *Illusion de la soif*).

Effectivement si l'on sent que *les farineux laissent la langue et la gorge sèches*, c'est un avertissement de n'en plus prendre — et de se rabattre sur les verdures (ou les liquides). — Voir à ce sujet la brochure *Constipation.* —

Par contre l'envie démesurée de boire *après l'ingestion de substances laxatives*, acidulées, etc, peut masquer un grand besoin de mâcher du solide : farineux, et aussi albuminoïdes (œufs, laitages, noix), gras neutre, et quelquefois du sucre (à la fin.) La distinction est donc à faire pour ce *cas particulier* (soif trompeuse et selles molles et surabondantes) ; et cela démontre (voir l'article suivant) la nécessité d'avoir, *devant soi*, un plateau *complètement garni* et permettant de choisir, sinon l'on ne pense pas à prendre ce qu'il faudrait et l'on fait des sottises (excès de liquides, notamment).

Roux, éditeur, à Aurillac (1 fr. 80).

ment, aucun doute, il faut renoncer aux pommes de terre et se borner à prendre du « gras neutre » avec autre chose; si c'est l'affirmative, encore conviendra-t-il de se demander si des pommes de terre en robe de chambre (sans aucun apprêt onctueux) ne plairaient pas mieux, et l'on examinera également si on les préfèrerait chaudes ou froides; etc. — Ceci décidé — en un clin d'œil, — on passera à l'éxécution...

De même si l'on désire *un fruit:* est-ce le « légume vert » (haricots verts par exemple) qui tente dans ce fruit? ou bien seulement son jus, ou son sucre, ou sa saveur aigrelette...? En un mot, a-t-on oui ou non besoin de « légumes verts » (constipation *intestinale*); ou ne veut-on qu'un « rafraîchissant » (ou stimulant doux) *stomacal,* plus ou moins apéritif (ou digestif) et désaltérant? Il est clair alors que dans cette deuxième hypothèse il conviendra d'aller plus doucement (mais l'on boira davantage).

Pour le *nougat:* désire-t-on des fruits huileux, ou simplement du sucre? Dans ce dernier cas, le miel tout seul conviendrait mieux.

Le café malt et le lait: il faut les boire séparément, on a tort de *s'habituer* à les mélanger. Etc, etc. —

Choix des aliments. — Que peut-on et que doit-on manger, de ce qui est offert?

Utilité d'un « plateau tout garni ».

Si l'on était logique, *tous* les mets d'un repas seraient mis ensemble sur la table, — sauf à renvoyer au feu ceux qu'on voudrait laisser (ou remettre) jusqu'à nouvel ordre. C'est, en somme, le seul moyen de *choisir;* d'autre part nous avons dit qu'il valait mieux manger presque froid lorsque l'appétit était vif.

Tout devrait donc être prêt d'avance et rassemblé en permanence, sur un grand « plateau à servir ».

Ce système, extrêmement pratique, est *fort utile pour les dyspeptiques et indispensable pour les vrais malades.* Il manque de « foorme »? Qu'importe: sachez ce que vous voulez. —

En ce qui concerne la composition dudit « menu complet »,

Roux, éditeur, à Aurillac (1 fr. 80).

elle est indiquée dans *Pour rester jeune*, 3e partie. — Au principal repas, il ne faut pas craindre d'avoir *plusieurs plats farineux*, ainsi que des fruits et légumes en abondance (1).

* * *

Comment choisir sans trop se tromper

Supposons qu'il s'agisse du *dîner* (midi). —

Celui qui dès l'entrée, recherche les *condiments* — ou simplement le *très chaud et liquide*, — n'est pas encore en état de manger d'une façon profitable ; quant au désir anticipé de *chaud-sec*, il ne dénote que de l'atonie stomacale.

Lorsqu'on est bien « préparé », il est rare qu'on ne voie pas de suite dans le « plateau » ce qui sourit le mieux pour commencer. Mais en cas d'indécision : à moins de répugnance absolue pour le sec-froid (auquel cas on pourrait essayer du chaud simultanément ou en alternant), l'on se souviendra que le pain dur est fait pour être mâché, et que la crème — et les végétaux verts *si on ne les redoute pas*, — en constituent un excellent véhicule ; ainsi l'on verra venir..... Peu à peu l'estomac s'éveille, l'intestin se délie, l'appétit naît, les bouchées se précipitent ; au froid-sec succèdent les soupes chaudes, — graduellement et de plus en plus, et toujours avec du pain ; — on butine de ci, de là, les compléments agréables et nécessaires, légumes, fruits, gras neutre, légumineuses, viandes, dessert, etc. —

Toutefois au moment même de la mise à table, *une distinction radicale s'impose entre : les carnivores, et les végétariens absolus permanents*. Car le convive doit opter entre deux catégories de stimulants : *aliments carnés* (œufs compris), ou *sucre*.

Voici maintenant la ligne générale de conduite respectivement afférente à chacun de ces deux régimes opposés :

A) *Carnivores*. Ils s'abstiendront de tous excitants autres que les aliments carnés (ou dérivés) ; pour eux, les condiments (sucre compris) ne seront jamais qu'à titre très accidentel et « médicamenteux ». D'habitude ils auront grand besoin de

(1) Citons comme principaux farineux : soupes (au pain blanc, ou au pain complet), riz, bouillies de froment (nature ou grillé) et de maïs, bouillie ou gruau d'avoine, pâtes alimentaires, — enfin légumineuses pour les enfants et les personnes d'un bon estomac.

Roux, éditeur, à Aurillac (1 fr. 80).

végétaux verts (cuits et crus), de pommes de terre, etc; et naturellement ils accompagneront cela de pain sec et dur, de gras neutre, etc. Légumineuses, ad libitum. —

Peu à dire sur les quantités, sinon qu'on mange toujours trop (comme matières carnées, a fortiori). —

En résumé :

1° Fruits et légumes (pommes de terre, etc., salade, etc), pain, gras neutre ;

2° Mets farineux chauds ;

3° Viandes ou œufs (s'il y a lieu) ;

4° Pains et divers (pour finir).

B) *Végétariens absolus permanents* (1). Les végétaux verts (cuits et crus) leur sont également nécessaires, mais en moindre quantité ; ils s'observeront donc à leur égard, notamment pour les salades et pour les fruits crus « froids » ou « croquants », et pour les pommes de terre elles-mêmes.

A l'état normal, — se possédant bien et ayant bu comme il sied, — ils songeront en premier lieu aux farineux (toujours avec du pain sec), les estomacs pas trop délabrés pourront en outre essayer (de loin en loin) les légumineuses *fraîches;* grand choix de farineux (2 à 3 plats, dont un au lait assez souvent), — mets à l'avoine quelquefois, ou pâtes alimentaires. Ensuite viendront les légumes et fruits (ad libitum). Etc. Mastication constante et instinctive de pain (comme ci-dessus), avec un peu de crème ou d'huile si cela plaît ; etc..

Ils auront en sus, s'ils le désirent, la grande ressource des fruits huileux (milieu et fin du repas) (2). Enfin assez souvent — mais non tous les jours ni plusieurs fois dans une même journée, le sucre sera à leur disposition *s'il le faut* (très tardi-

(1) Voir *Pour rester jeune*, 3e partie, pages 71 et 72. Il s'agit de personnes totalement abstinentes pendant des semaines et des mois entiers : pas même un seul œuf !

(2) 3 à 5 belles noix (à midi) font déjà une ration plus que suffisante et qu'il ne faudrait certes pas renouveler tous les jours. En principe, ces aliments ne conviennent pas le soir. Et ils nécessitent de très fréquentes interruptions. Le *pain de noix* est ce qu'il y a de mieux en ce genre (si l'on peut en avoir du bon.)

Roux, éditeur, à Aurillac (1 fr. 80).

vement, mais en quantité voulue (1) ; parfois aussi de l'eau rougie ou du thé léger (chaleurs), ou même quelques assaisonnements « au gras » (notamment avec les légumineuses). —

Donc :

1° Pain sec, gras neutre, mets farineux ; 2° Végétaux verts (fruits cuits de préférence, et fruits crus légers, légumes variés), pommes de terre, etc ; —	successivement ou simultanément

3° (ou 4°) Fruits huileux (sans excès), sucre (surtout en été) ;
4° (ou 3°) Pain et divers (pour finir).

***

Comment manger sans trop errer.

On mange toujours trop vite. Imitons l'homme primitif, remplissons *méthodiquement* notre fourneau : remplissons-le bien, mais sans le détériorer ni le détraquer.

Commencez tous vos repas comme si vous ne vouliez faire qu'une collation. Vous n'aurez jamais à le regretter.

Les soupes s'avalent beaucoup trop vite, et encore plus lorsqu'elles sont trop chaudes.

Autant que possible, tout se consommera donc sec, sec, sec, et lentement, lentement ; — et si l'on est impatient ou inquiet, on aura recours non pas aux excitants, mais bien au contraire au gras neutre ou aux mets rissolés au beurre, aux fruits crus, aux pommes de terre sautées et froides de la veille, etc ; — par intervalles (si l'on n'est pas las) on se lèvera de table pour aller et venir, faire des commissions, monter et descendre les escaliers, se soulever à l'aide des meubles ou des chaises, s'occuper vaguement, temporiser..., avec un morceau à la main et *en mâchant toujours, de manière à favoriser le dégagement progressif des voies digestives, au fur et à mesure et sans qu'on y pense.* —

En saison ou climat chauds (déprimants), — ou lorsqu'on est atone, il est toléré pour le début d'avaler chaud et même légè-

(1) En général (sauf peut-être en climats torrides), ne pas dépasser trois fortes cuillerées *à café* de miel (soit 60 grammes) ou 5 morceaux de sucre (25 grammes) ou 8 à 10 dattes (100 à 120 grammes). Et ce sont là des *doses d'exception*, qui ne sont admissibles que lorsqu'on n'use pas tous les jours de ces produits. Couramment, il n'en faudrait pas le tiers.

rement stimulant, pendant quelques minutes seulement (1). En saison ou climat froids (émoustillants), — ou si l'on est en appétit, c'est le contraire: débutez plutôt avec du froid, et très neutre; mais en revanche, ayez un bon feu pour vous réchauffer. — La nature le veut ainsi: il faut de l'huile aux Lapons, tandis que l'usage des épices, du café et des sucreries abondantes vient des tropiques. —

Enfin au principal repas l'on devrait, en guise de *dessert*, prendre l'habitude de terminer par une espèce de « collation campagnarde » où les tranchelettes de pain dur succèdent aux tranchelettes, soit tout sec, soit avec quelques miettes (ou gouttes) de n'importe quoi pour lier le tout; — d'autres fois ce seront des pommes de terre frites et froides, des fruits, etc, seuls ou avec du pain, — toujours en vue d'une réparation convenable et d'un parachèvement de la digestion, en évitant de trop boire. Et la *sobriété* n'y perdrait rien, au contraire.

Ainsi les malades reprendraient vite des forces, et les enfants deviendraient des hommes rustiques et sains. —

De nouveau nous insistons sur la nécessité de *choisir d'instinct*, et surtout de ne pas se contraindre ni se croire *obligé* de prendre ceci ou cela pour tel ou tel motif ou parce qu'on aurait fait ou pris auparavant ceci ou cela, ou parce que l'on projetterait ensuite telle ou telle occupation, etc. Ce sont toujours de *mauvais calculs*. N'acceptez *rien* de ce que l'estomac « repousse », — rien, sauf à y revenir ensuite s'il y a lieu: telle doit être la consigne. Et ne pas se hâter.

Ces conseils s'adressent à tous; mais ils visent particulièrement les *malades et les dyspeptiques*.

Mais tout cela demande du temps, dira-t-on. Certes: *il faut deux pleines heures au minimum pour le grand repas* (2). Et si l'on doit sortir tôt de table, il est bon d'emporter avec soi du pain et de quoi finir la restauration en route (notamment des

(1) En certains pays on ne pourrait du reste faire autrement, attendu qu'on n'y trouve même pas de l'eau fraiche. Ex. Aden, dit-on.

(2) 3 heures, même, pour ceux qui bûchent ferme tout le jour. (Comme pour les chevaux de fatigue.)

fruits, — et des fruits huileux si l'on est végétarien absolu).

Il le faut. — En somme, est-il rien de plus important que cette réparation de notre pauvre et docile « bête », une bonne fois par jour? et ne perd-on point beaucoup plus de temps autrement, — ne serait-ce qu'à bavarder ou à prendre le café de malheur (1)? Le principal repas: c'est de lui que dépendent en grande partie notre personne, la réussite de nos affaires et le bonheur de notre entourage!

Qu'on n'aille pas croire cependant, — répétons-le sans cesse, — qu'il faille s'emplir de farineux comme une outre.

Ecoutez: voici une femme du monde, élégante et très soigneuse, — très occupée et trop préoccupée même, car elle n'a point de domestique et il lui faut subvenir aux soins de la maison et aux besoins de quatre personnes (homme, femme et deux enfants); elle va elle-même au marché et fait ses emplettes et provisions, ses commissions, elle trouve encore le temps de faire quelques visites dans la journée et de se promener (pour sa santé), enfin elle moud son froment et fabrique elle-même son pain, etc. Eh bien, cette personne levée de bonne heure et qui ne fait que trois repas à peine, ne consomme par jour *pas plus de 400 grammes de farineux à l'état rassis (soupes et pommes de terre comprises)*; peu ou pas d'aliments carnés (un œuf ou un peu de viande de temps à autre); et cependant elle a pu « regagner son poids » (5 à 6 kilos) en quelques semaines, — et (surtout) elle s'est tirée d'une passe fort inquiétante; la voilà maintenant *rajeunie*. Ceci n'est-il point pour inspirer confiance? Or si elle avait mangé trop, elle eût continué de souffrir et de maigrir. Imitez-la.

***

Utilité d'un pèse-matières **et d'un** « journal des repas. »

Le vorace doit toujours se méfier de son « appétit », qui n'est au fond qu'une manifestation *fébrile* (résultant souvent d'un manque d'hygiène). —

Qui sait peser ce qu'il mange, bien se porte.

(1) Et la sieste après le repas, — triple absurdité : 1° les dyspeptiques n'y sont que trop enclins déjà ; 2° ils feraient mieux de soigner leur alimentation (en fruits et farineux notamment, bien mâchés) ; 3° rien de plus congestif (donc mauvais pour des *sensitifs*), que ce système bon pour la brute.

Roux, éditeur, à Aurillac (1 fr. 80).

Avec l'habitude cela s'évalue vite, à l'œil et sans le moindre tracas, — machinalement.

Mais pour les débuts il est *nécessaire* d'avoir à sa portée un appareil ad hoc : le meilleur est le *pèse-lettres enregistreur à plateau*, bien connu.

Pour être complet il est bon de tenir à jour, en même temps, un *carnet des repas* sur lequel figurent les menus de chaque restauration avec les quantités ou volumes (approximatifs) consommés ; de cette façon l'on peut mettre quelque esprit de suite dans son traitement ; sinon, c'est à peu près impossible.

Tout cela est très important pour un malade.

* * *

Encore un détail physiologique inexploré.

a) *Mauvaise bouche* (souvent persistante nuit et jour). — Signe d'*atonie stomacale*.

On observe presque toujours en même temps : selles plastiques et abondantes, tendances à chute rectale (relâchement excessif), froid aux pieds, « jambes coupées » ; grand appétit pour les farineux.

Adopter le régime sec-sec (chaud ou froid, ad libitum) ; très peu de liquides ; modération pour les verdures (fruits et légumes), et même pour le gras neutre (bien que fort utile) ; mais se surveiller également pour les aliments carnés et les choux et légumineuses (stase gastrique) (1) ; utilité des acidulés *doux* ; le miel, et quelques mets tout au lait, produiront souvent bon effet, quelques fruits huileux également. Eviter de se bourrer.

b) *Haleine forte, échauffée* (langue sèche ou gercée). — Signe de *spasme intestinal*.

Habituellement aussi : selles courtes, ou spasmodiques, et tendances hémorroïdales (échauffement) ; somnolence ; peu d'appétit pour les farineux.

Adopter un régime très végétal-vert, beaucoup de pommes de terre (souvent rissolées et froides ou en salade) ; gras neutre abondant ; et supprimer tous les échauffants (dont on a dû abuser). —

(1) Dans les formes graves, le végétarisme strict est conseillé ; en outre, il faut être très sévère sur les quantités.

Roux, éditeur, à Aurillac (1 fr. 80).

Parfois cependant cet état ne tient qu'à un besoin d'eau; alors le remède est plus simple.

Bien entendu, dans les deux cas la *cure d'eau interne* préalable est opportune, avec nuances toutefois :

a) « Honnête » mais sans la moindre exagération, pour le premier cas (en outre, à chaque réveil la nuit ou le matin, se laver soigneusement la bouche et l'arrière-gorge à l'eau chaude) ;

b) Abondante (et très chaude, habituellement), pour le second.

Pain « complet ».

QUELQUES REMARQUES SUR CERTAINS ALIMENTS. — On a eu tort d'abandonner le *pain de nos aïeux*. Il en va de lui comme de la *cuisine de nos grand'mères :* il faut y revenir. —

Nous préconisons l'usage *habituel* du pain « complet », au moins pour les grandes personnes — et pour les enfants maladifs, parce qu'il oblige à mâcher ferme et qu'il est très nourrissant, en même temps que très efficace contre la *constipation* (au lieu que le pain blanc dans la même proportion, bourre et constipe). Nous le conseillons *de pur froment (sans seigle),* attendu qu'il s'agit d'assimiler tout ce que l'on prend, et non pas de se vider automatiquement (ou chimiquement) au fur et à mesure; seul, le froment (complet) donne à l'intestin la vitalité (s'il l'a perdue) et lui rend son fonctionnement normal (de bonne santé) ; ce n'est point un laxatif, mais un *stimulant intestinal* (ne pas confondre; le seigle rend vite le pain insupportable). Nous le recommandons *très peu salé et sans levain;* il est ainsi plus *neutre* et plus comestible, plus compact et nutritif aussi, et il invite mieux à une mastication parfaite, — il est enfin plus facile à faire *chez soi* (on le pétrit la veille et on le cuit le lendemain au four de cuisine ou à la rôtisseuse-pâtissière, en tourtes de 1/2 kilo). Ne le servir que *rassis de 2 jours au moins;* il se conserve du reste très bien.

* * *

Lait et laitages.

Ce sont des *calmants,* fort utiles aux névropathes *qui savent* en user.

Le lait « à boire » coule trop facilement et tue la motilité; puis il englue l'estomac de lourds caillots basiques, et il fatigue l'intestin. C'est donc un atonique et un congestif; aussi ne faut-il l'admettre qu'à dose modérée (1/2 litre au plus par jour comme moyenne), et ne l'absorber qu'en petites quantités à chaque fois qu'on en boit (froid et bouilli, de préférence).

Tous les laitages (et les fromages a fortiori) ont de même l'inconvénient de congestionner, etc.; ils sont particulièrement nuisibles aux « intellectuels » non sportifs. La pomme de terre en est un excellent correctif, et réciproquement.

En sport au contraire, le lait est favorable et l'on en peut augmenter les doses ou mieux en faire des « laitages » (riz, maïs, froment, vermicelle, avoine, etc.); le fromage « à la pie », un peu. Mais évidemment tout ceci intéresse plutôt les grands végétariens (et ceux qui devraient l'être), ainsi que les enfants.

***

Acidulés.

Effet inverse des précédents. A petite dose, ils agissent comme *stimulants* et sont précieux pour la plupart des affaiblis (manque d'acidité gastrique). Mais si l'on en abuse ils deviennent *laxatifs*, énervants, exténuants; il ne faut pas en arriver là..., à moins d'avoir besoin de se purger (une fois par hasard). — Lorsqu'ils sont très aqueux (raisins, etc., voir l'article suivant), ils ont en sus le défaut des liquides.

***

Des végétaux verts (ou verdures) et en particulier des légumes et fruits très aqueux ou charnus, pulpeux. (1)

Les végétaux verts sont d'une utilité constante et de premier ordre; leur maximum d'emploi est au moment où ils « donnent », c'est-à-dire en saison ou climat chauds.

Cependant sachons nous guider.

Cuits ou crus, tous les fruits juteux, fondants, peuvent être un peu perfides, surtout s'ils sont sucrés, a fortiori s'ils sont « froids » (ex.: les poires); les fruits acidulés sont moins inquiétants (plus stimulants et moins tyranniques), mais ils deviennent vite laxatifs; les pommes de terre elles-mêmes incommodent (très gazogènes) si l'on en consomme à bouche-

(1) Cette remarque vise surtout l'*état sédentaire*. En sport on est moins à l'étroit: pendant les fortes chaleurs, les fruits crus et fondants, raisins, poires, pêches, etc. glissent comme lettres à la poste et l'on en peut prendre à souhait ; ils ne font jamais de mal pourvu qu'on y mette le temps (à la fin du repas) et qu'on se remue ensuite ; c'est le meilleur moyen d'étancher la soif et d'éviter la constipation. Mais ici encore il y a évidemment des limites, surtout pour le dyspeptique.

Roux, éditeur, à Aurillac (1 fr. 80).

que-veux-tu. — On y veillera donc, en vertu de ce principe fondamental : ne boire que le moins possible à table et ne pas abuser non plus des détersifs.

En excès, leur effet dépend un peu du régime, carné ou non : dans le premier cas ils ralentissent la digestion ; dans le second, en outre, ils relâchent et fatiguent ; de toute façon ils météorisent, congestionnent, occasionnent du gonflement, de la lassitude, etc. D'autre part s'ils sont *très sucrés* (raisins, figues, prunes, poires, bananes, etc.), ils deviennent excitants et peuvent même constiper et causer un peu d'insomnie. — Tout cela, bien entendu, dans l'hypothèse où l'on en prend plus qu'il ne convient (fréquent) (1). — Ajoutons que les *fruits cuits* doivent se servir *froids;* sinon ils sont lourds, « paralysants ».

Si l'on pratique bien la cure d'eau interne à jeun, on est moins exposé à des écarts. Mais il y a aussi *la manière,* qu'il est bon de connaître :

1° éviter de s'en gorger aussitôt à table (sauf à y revenir si le repas est très fruitarien) ; en cas d'avidité, y joindre pain dur, gras neutre, pommes de terre rôties et froides, — ne pas s'asseoir de suite, etc ;

2° procéder sans hâte aucune. C'est le manque de calme qui fait tout le mal (2) ; judicieusement employés ce sont au contraire de précieux digestifs et énergétiques. (Pour l'hiver, dans les familles on devrait faire provision *de pommes douces*, à raison de 100 kilos par tête).

---

(1) Il ne faut pas confondre le *fruitarien* (un sage) avec le *fruitomane* (un exagéré). Il y a des dévoyés qui ne consomment pour ainsi dire que des fruits, sans presque rien autre chose ; on devine en quel état névropathique ils peuvent se trouver plongés au bout de quelques mois de leur régime d'herbivores.

La fruitomanie (comme la lactomanie, la sucromanie elle-même, etc), vient en grande partie de l'absence ou de l'insuffisance de la cure d'eau interne.

(2) Lorsque vous aurez appris à mâcher et remâcher, tourner et retourner 100 à 150 fois dans la bouche les premiers morceaux avant d'y goûter, et intercaler même de petites pauses d'un morceau au suivant, vous serez à même, alors : 1° de vous définir si le fruit ou le légume essayé vous convient ou non ; 2° d'en avaler ce qui vous semblera convenable, sans crainte d'en éprouver jamais de malaise sérieux Mais pour cela il faut, d'abord, n'être pas énervé et surexcitomane.

On rappelle que le gras neutre, voire quelques gouttes de lait, sont souvent utiles avec les verdures (ou après).

Roux, éditeur, à Aurillac (1 fr. 80).

Contre toute surprise, enfin, il y a *l'antidote:* 1° la mastication consciencieuse et prolongée du pain sec (ou des farineux chauds mais très durs, en croûtes), avec force gras neutre quelquefois; 2° pour parachever, soit les substances carnées, soit mieux les fruits huileux... et le sucre (si l'on ne peut absolument s'en passer notamment lorsque les végétaux sont déjà très sucrés naturellement); 3° l'exercice corporel (pendant et après le repas), qui suffit souvent seul (*avec le temps*) pour achever de dissiper le malaise, sans qu'il soit besoin de sucre (et c'est souvent préférable).

A souper, si l'on n'est pas très sûr de soi il importe de s'abstenir de toutes verdures, — à l'état cru surtout.

* * *

Légumineuses. Champignons.

Légumineuses. Il faut s'en méfier (indigestes et dès lors toxiques à cause de l'azote) : n'en pas prendre plus de une à deux fois par semaine, et se souvenir qu'une forte cuillerée de pois, haricots ou lentilles, constitue déjà une ration *excessive* pour la plupart des dyspeptiques. Leur cuisson doit être irréprochable (4 heures au moins, à l'eau *douce*).

Champignons. On les prétend indigestes; c'est une erreur, due à un vice de cuisson (champignons brusqués, saisis, blanchis, sautés, frits, fricassés, etc) qui les rend durs, *parcheminés et inassimilables.* Au contraire mijotés à feu doux, à l'eau froide et au beurre, et bien réduits à couvert pendant trois à quatre heures (avec l'assaisonnement voulu), ils sont délicieux et inoffensifs (mais un peu échauffants). Très nourrissants (comme les choux), ils remplacent avantageusement la viande.

* * *

Salades et crucifères.

L'homme *très sobre* peut (même s'il est végétarien absolu permanent) user des salades crues, ainsi que des choux, choux-fleurs, etc, à midi; et il retirera grand profit de ces aliments, sains et substantiels. Les enfants (non dépravés) en raffolent. — Mais pour les choux, ceci suppose une cuisson très convenable (voir ci-dessus, *champignons*).

EXCITANTS ALIMENTAIRES. — Nous en avons, Dieu merci, lon-

Roux, éditeur, à Aurillac (1 fr. 80).

guement parlé déjà. Tâchons donc d'être bref. Leur énumération détaillée est donnée dans *Pour rester jeune,* 3e partie, pages 11 et 12, § a) et b); nous n'y revenons pas (1). Dans notre pensée, il convient d'y adjoindre les aliments carnés eux-mêmes (§ c). —

Dénonçons de suite une ânerie encore: lorsqu'on interdit momentanément à un constipé, par exemple, la viande, le sucre. etc, il est rare qu'il ne vous réponde pas: « Oh! je n'en prends que très peu ». Inutile d'ajouter que si l'on s'informe, ce « très peu » est en réalité *beaucoup,* — mais ce n'est qu'un détail: ce qui importe, ce qui est absurde, c'est cette obstination coutumière à consommer (peu ou prou) des substances reconnues nocives. — Voyons: si vons aviez *une plaie,* vous aviseriez-vous d'y verser chaque jour une goutte d'un irritant quelconque, ne fût-ce que du vinaigre? Non, n'est-ce pas, car vous ne guéririez jamais. Eh bien pour le *tube digestif* c'est la même chose: il est énervé, ulcéré, douloureux, il réclame la paix absolue, et il ne lui faut plus de substances agressives, — plus du tout. Est-ce compris?

Autre insanité: la plupart des petits ménages d'ouvriers négligent la qualité du pain et font au contraire de fortes dépenses en porc salé, fromage et vin qui sont des superflus plutôt malfaisants. Mais allez donc leur faire entendre qu'ils feraient mieux de laisser les excitants et les toxiques et d'avoir toute l'année du pain de choix, du lait et des fruits! — Aussi sont-ils souvent mal portants et malsains. — Le pain, c'est la base de la nourriture, et il est surprenant que les pouvoirs publics n'interdisent pas les pains et farines inférieurs; mais on préfère réglementer la vente des confettis.....

* * *

Utilité limitée des condiments ou analogues.

Leur raison d'être est indéniable, mais très étroite: 1° soit comme régulateurs de la digestion (« coup de l'étrier »), —

(1) Rappelons simplement les plus usuels : café, thé, chocolat, bouillons gras et jus de viandes (peptones), breuvages alcooliques, sucreries de toute sorte, épices, fromages forts, moutarde. Or de toute cette série, il n'y a lieu de retenir que le sucre. Le surplus doit être proscrit en principe.

Roux, éditeur, à Aurillac (1 fr. 80).

une fois prise l'alimentation de fond (1); 2° soit comme médicaments contre certains malaises digestifs (2); 3° comme coup de fouet pour une prouesse sportive (avec ou sans surmenage ensuite, selon ce que vaudra la résistance du champion), — ou encore comme friandise, pour de temps à autre (les jours de congé par exemple) rompre la monotonie du cycle coutumier.

C'est dire qu'*ils ne doivent venir qu'en dernière ligne.*

Ne jamais contracter l'*habitude* de ces aliments (ou pseudo-aliments): éviter ce travers, qui caractérise les mange-sans-faim. Celui qui s'y livre et en fait la base de son régime, ne peut voir clair dans sa comptabilité intime et devient forcément Ponce-Pilate (s'il veut vivre): ruine physique et morale. — En effet, l'excitomanie (de toute espèce) est un engrenage qui tôt ou tard mène à la faillite physiologique. *Les excitants à jet continu poussent à une dépense exagérée d'énergie et surtout de mouvement* (jusqu'à ce qu'on ait pu boire et uriner assez); et si l'on ne cède pas à leur impulsion on s'en trouve de suite incommodé (spasme, obsession, pyrosis, névralgies et maux de dents, essoufflement, etc, outre que le corps est exposé à en pâtir bien davantage et de mille façons ensuite (congestion chronique, entérite, constipation, pertes utérines ou autres, grippe et fièvres, bronchites, engelures, rhumatismes, insomnie, neurasthénie, cancer, etc).

On commence (enfin!) à proclamer qu' « en sport il faut éviter les excitants ». Or qu'est-ce que le *travail quotidien,* sinon (pour beaucoup) un sport souvent excessif, — le plus important de tous nos sports? Dans ces conditions, pour être logiques: *gardons-nous des excitants dans la vie courante.* Et cela vise tout le monde sans exception, puisque nous venons de voir que les oisifs sont ceux qui en souffrent le plus.

---

(1) Exemple le sucre, de temps en temps, dans les longues périodes de végétarisme rigoureux.

(2) Cela peut corriger (tant bien que mal) une imprudence: un excès de liquides, un abus de fruits et légumes, ou même trop de gras neutre ou de fruits oléagineux, excès de fromage ou de laitages, ou un aliment rebelle (légumineuses, choux), etc. — D'autre part, pour les non constipés le miel peut s'utiliser en boisson chaude pour conjurer un refroidissement.

Ce n'est pas l'excitant qui donne de l'appétit, fait digérer et entretient les forces: *la diète, l'eau, la mastication et l'exercice, sont nos seuls vrais soutiens.*

Si l'estomac est fort, il n'a pas besoin de stimulant; s'il est faible, a fortiori (cela le jetterait dans le désarroi). Ce qu'il faut dans tous les cas, c'est *du temps.*

Sous ces restrictions — et celles antérieurement faites déjà: l'usage *rationnel* du sucre (ou dérivés) *ou* des substances carnées (et dérivés), est souvent *indispensable* après cure d'eau consciencieuse et emploi copieux des végétaux verts aux repas.

Mais encore une fois, l'idéal serait de savoir manger avec pondération et se modérer sur les liquides et les verdures, assez pour (moyennant quelque mouvement) pouvoir se passer à peu près de tout excitant, — en temps froid surtout. C'est vers cette voie, la seule irréprochable, qu'il convient de s'orienter.

Si l'homme était *sérieux*, il n'aurait pour ainsi dire nul besoin de ces *mauvais conseillers*, il les dédaignerait ou du moins les tiendrait pour accessoires; et en pratique il s'efforcerait tout au moins de les fuir (en s'observant un peu mieux); il aurait tout à y gagner comme santé, jugement, puissance et longévité. Quant au point de départ pour atteindre ce résultat, il est immuable: cure d'eau matinale non brusquée, et très suffisante.

***

Un mot des aliments carnés (œufs compris).

Ils sont très engageants pour qui veut se livrer à un sport, mais doublement scabreux (comme excitants et comme source de poisons). D'où l'obligation, tout au moins, de n'en user que très peu. Un seul œuf par jour est bien plus qu'il ne faudrait pour maint sédentaire.

Les substances animales — concurremment avec les légumineuses et les choux, les laitages et les fruits huileux, — *sont très commodes si l'on veut s'entraîner et donner une série ininterrompue et intensive de coups de collier (musculaires ou cérébraux).* Mais la question est de pouvoir s'accommoder de ce régime et de pouvoir boire ensuite de l'eau à souhait: si l'on ne le peut on en est amoindri, on s'empoisonne et on se surmène (donc mieux vaudrait s'abstenir) ; et si on le supporte pour l'heure, on fera bien cependant de ne pas continuer ainsi chaque année sans tenir compte des avertissements de l'âge. (Considérations analogues pour le sucre et tous les excitants condimentaires, avec cette nuance qu'ils énervent davantage mais empoisonnent moins que les « carnés »).

***

Sucre

Voir dans *Pour rester jeune* ce que signifie ce mot, et quelle variété de substances il embrasse. Aujourd'hui son introduction irréfléchie, *banale et croissante* dans l'alimentation *journalière* (lait et laitages, café et thé, chocolats et farines « lactées », pâtisseries et entremets, confitures et desserts), en a fait — surtout pour les femmes (névrose et stérilité) et les enfants (rachitisme et entérite), — une *plaie sociale presque au même titre que l'alcool* (1).

La sucromanie a aussi des résultats terribles dans le traitement des *maladies fébriles* (2). —

Toutes les fois qu'on désire du sucre *au début d'un repas*, cela signifie qu'on n'est pas encore en état de manger ; le plus sage serait donc de renvoyer ou supprimer ledit repas (surtout si le précédent a été compact).

Gourmandise et santé n'ont jamais été longtemps d'accord.

Le sucre est plutôt la ressource du valétudinaire. L'homme fort n'en a que faire ; l'enfant aussi, pour le même motif, et parce qu'il en éprouve une surexcitation nuisible à son développement. (De loin en loin seulement, comme « gâterie », un peu de bonne confiture ou de miel, au goûter, avec les fruits. « La chair est faible », et « les mouches ne s'attirent pas avec du vinaigre »...). —

Mieux l'on sait boire de l'eau, et manger, moins on a besoin de sucre.

---

(1) *Les confitures* que l'on recommande volontiers comme « fruits », *sont tout l'opposé des fruits* : c'est du sucre de canne, c'est-à-dire un échauffant.

(2) Ce n'est pas du sucre qu'il faut alors, — et encore moins des boissons alcooliques et autres « stimulants », — sur ce foyer ardent : c'est *de l'huile* (une à deux grandes cuillerées par jour, en deux fois, mais avalées très lentement par petites gorgées bien ensalivées).

Roux, éditeur, à Aurillac (1 fr. 80).

Tant que vous n'êtes pas absolument maître de vous ou de votre appétit, gardez-vous du sucre.
Voilà les règles pour tout le monde (1).

Le meilleur sucre est le *miel vierge* (authentique) ou ses dérivés (nougat de Montélimar, etc), et les fruits secs (dattes, figues, raisins). Mais à cause des falsifications, il importe de ne s'adresser qu'à des apiculteurs et fournisseurs offrant toutes garanties.

6° EXERCICE, etc.

Besoin d'activité corporelle. Nécessité d'une occupation.

L'homme inerte et bien portant, n'a pas le droit de manger à son appétit; s'il est malingre, encore moins; et s'il est cloué au lit, le mieux pour en sortir au plus vite est: très peu (ou pas) de nourriture, d'aucune sorte.

Effectivement, on est tenu de manger en vue de travailler, et inversement. — Agissons donc. Il faut même *savoir se fatiguer dans une certaine mesure pour se très bien porter;* c'est une loi de nature, d'apparence simple, mais dont l'exacte compréhension demande une longue — longue expérience *individuelle.*

Nombre de personnes, — professeurs, industriels, négociants, etc, s'imaginent prendre beaucoup d'exercice par ce seul fait qu'ils sont constamment debout toute la journée: c'est une erreur. Sans doute cela vaut mieux que de rester assis; mais la carcasse humaine réclame autre chose, et du reste la station debout très prolongée est plutôt nuisible à l'ensemble organique. Il faut une combinaison de mouvements telle que tout le corps en profite, et l'action doit être assez complète et profonde pour déterminer finalement *soif d'air et soif d'eau.*

Comment obtenir ce résultat? En se créant *une occupation ad hoc,* — une occupation à notre goût, à laquelle, par suite, on se

(1) Résumons pour le sucre : 1° Etre végétarien absolu permanent ; 2° n'en jamais prendre au début d'un repas ; 3° en saison tempérée n'en pas prendre plus d'une fois par jour, et autant que possible pas le soir ; 4° Quantités *réfléchies*, à chaque fois, et non pas quelconques (routinières).

ivre *gaîment*, — et assez attrayante pour *nous contraindre à agir*. Par ce moyen l'on prend l'habitude de *tuer le temps utilement;* et *l'on s'oublie,* ce qui est capital pour des malades ou les gens très absorbés.

Trouver une occupation physique très effective, mais non désagréable. Tout est là. — C'est nécessaire, attendu qu'il est une infinité de gens qui hors de leur trantran quotidien, *ne savent pas* faire usage de leur corps: le *malade imaginaire* de Molière, demandant s'il fallait faire ses pas en long ou en large, n'est pas une fiction; et il faut voir de quel air de galérien il accomplit cela, comme la pire des corvées! —

Dès qu'on a su adopter une bonne *marotte,* on goûte la satisfaction de soi-même en raison du devoir accompli; puis l'égoïsme s'atténue: en face de l'effort donné et de l'œuvre réalisée, on se prend à regarder autour de soi et à juger les autres plus sainement, et l'on s'aperçoit alors que chacun peine de son côté, et que la croix la plus lourde n'est point celle qu'on porte... Ainsi l'on devient philosophe, — philosophe gai; et si l'on n'est parfaitement heureux, du moins trouve-t-on la vie moins insupportable en jouant son rôle dans l'immense ruche humaine.

Aimons-nous les uns les autres, et plaignons nos frères de misère. C'est le point de départ de *la force morale,* seule capable d'ennoblir l'homme et de le soutenir lorsqu'il chancelle.

***

A) — Pour sortir de notre torpeur, ayons: un ami, un chien, un cheval, un canot, la promenade, la pêche, la chasse (raisonnable), la bicyclette (dito), les excursions et voyages, le jardin (fruitier-potager) (1), le tennis et autres jeux sportifs, l'escarpolette (pour les enfants), les travaux de métier, la géologie, la botanique, etc, etc. Choix d'exercices.

Rien ne vaut le jardinage comme hygiène et distraction, à condition de compléter par des promenades. Et comme agrément, rien ne surpasse la bicyclette et la marche combinées.

Le mode le plus réconfortant est, somme toute, *le labeur*

---

(1) 3 ares suffisent amplement pour un seul homme.

Roux, éditeur, à Aurillac (1 fr. 80).

assidu en plein air chez soi (ou à sa porte). Ceci n'empêche pas de sortir de temps à autre; du reste *le changement est nécessaire,* ne serait-ce que pour acquérir ou maintenir autant que possible l'équilibre harmonieux de tout l'organisme; aussi s'impose-t-il toujours dans une occupation déterminée si elle doit durer longtemps: le cycliste ne demeurera point en selle toute une journée et fera bien d'alterner avec le « footing » et aussi les longues pauses où il s'étendra à l'ombre lorsque le temps le permettra et que le site l'y invitera, — ou encore, lire (ou écrire) après un mouvement suffisant; etc. etc.

B). — Nous désirons attirer l'attention d'une manière détaillée sur un *exercice en chambre* tout spécial et à la portée de tous, salutaire en même temps que pratique à toute heure: *la mouture des céréales.*

« Tu gagneras ton pain à la sueur de ton front ».

On peut en effet obtenir chez soi toutes les farines « intégrales » nécessaires à l'alimentation, aussi bien pour le pain (froment) que pour la plupart des mets farineux (soupes au pain complet, bouillies de froment, de froment grillé, de maïs, de riz, d'avoine, etc).

Il suffit de se procurer: un égrugeoir-applique assez grand et à *mouture fine,* et un tamis à mailles de 1 millimètre (1). Si le broyage *du grain* par *rotation continue* est trop dur, on se borne au *mouvement alternatif;* les résidus sont repassés 6 à 8 fois à la meule et tamisés à chaque fois nouvelle, et l'on mélange finalement le tout, en ne rejetant que le dernier son du dernier tamisage.

C'est une excellente récréation pour le soir avant souper ou avant d'aller au lit, ou pendant les journées de pluie; bien entendu, rien n'empêche de chanter en même temps...

Avoir soin d'aérer le local à cause de la poussière de farine pendant le blutage. —

(1) Un pain grossier serait indigeste et pourrait donner lieu à des malaises assez sérieux. Bien que cela soit l'évidence même, l'observation en est néanmoins nécessaire attendu que certains praticiens conseillent le contraire : pour une fois, le souci de l'intestin ferait-il perdre de vue l'agrément de l'estomac ?

Bien entendu le grain doit être, au préalable, expurgé à la main de toutes pierrailles et impuretés.

On peut aussi pulvériser dans un mortier en porcelaine des os calcinés, pour faire de la *poudre d'os*. Etc.

*
* *

Etre pondéré. Voilà le point délicat.

Comment pratiquer l'exercice.

Il faut savoir non seulement donner un *coup de collier* à l'occasion puis s'arrêter et *se reposer* à temps, etc., mais aussi *changer de travail* pour développer tous les organes — y compris le cerveau lui-même (l'intellect) lorsqu'il est dispos pour une petite mise à contribution, etc. —

Ne pas confondre: *Activité,* avec *agitation;*
Travail, avec *surmenage* (ou éreintement);
Occupation, avec *obsession;*
Entraînement, avec *acharnement.*

Pendant les saisons extrêmes surtout, il faut être prudent: ne pas s'exposer sottement à un soleil ardent — ou au froid trop prolongés, ne pas brusquer le « démarrage » aussitôt après le repas, etc, et cependant savoir se faire une douce violence de manière à *vaincre l'inertie.*

De même encore: se ménager plus ou moins suivant la qualité de la nuit précédente, ne travailler fort que le matin et le soir en canicule et *farnienter* dans le milieu du jour, etc. —

En somme: *acquérir le besoin et l'amour de l'activité, mais sans aller jusqu'au déraillement ni atteindre l'indigestion.*

Lorsqu'on le peut, les *besoins du corps* (et de l'intelligence) doivent, en principe, guider les *actes:* c'est de cette façon que doit être entendue la *variété.* Si un jour on n'est pas décidé à sortir (ou à se remuer) aussitôt après le repas, eh bien l'on temporise un peu, puis l'on se tâte... L'essentiel est de *rompre avec la vie d'escargot.* — Et tout cela, gentiment, sans se tracasser de rien, *en s'oubliant,* en chantant... Il faut se dire que si telle ou telle espérance est déçue ce n'est en somme que partie remise, qu'on n'en mourra pas; l'essentiel est de garder sa bonne humeur, sauf à se tourner d'un autre côté en attendant une occasion meilleure. Se distraire si l'on en a envie, se chauffer ou se couvrir si l'on sent le frais, en un mot se laisser vivre... et ne pas s'inquiéter du reste!

Le souci de la digestion, pierre d'achoppement de bien des

Roux, éditeur, à Aurillac (1 fr. 80).

malades, est facile à combattre si l'on prend le parti 1° de pratiquer avec fidélité la cure d'eau matinale et l'hydrothérapie adjuvante et corrélative; 2° de ne pas manger trop; 3° de s'occuper de façon à perdre de vue le cauchemar; 4° de supprimer le souper toutes les fois que cela ne va pas absolument bien (De cette façon, ayant des heures et des heures devant soi, on est toujours *sûr* d'avoir une bonne nuit et par suite un excellent réveil: quoi de mieux?).

* * *

Indices d'excès.

Un sport librement choisi ne doit pas être un *métier de dupe* (c'est le travers de bien des personnes sur le retour, qui aspirent à chanter plus haut qu'elles n'ont le gosier et s'imaginent pouvoir reconquérir leur trentaine en quittant l'officine pour courir les grands chemins) : *dès que les nuits ne sont plus bien réparatrices* (cauchemars, sauts de carpe, etc.), il faut *réformer le régime* (alimentation comprise, évidemment, d'autant mieux que c'est presque toujours l'origine).

Un autre indice de surmenage, c'est *lorsqu'on éprouve l'envie de manger (n'importe quoi!) en dehors des heures convenues pour les repas habituels.* — Etc. —

Se méfier de *l'obsession agitante;* procéder philosophiquement, et non point comme un manœuvre à la pièce ou un coureur au kilomètre.

Faire justice de cette croyance puérile — beaucoup trop répandue, — qu' « en sport » *il faut* manger beaucoup *pour* produire beaucoup: si le système nerveux n'a plus l'envergure voulue, on s'use à ce procédé-là. Il faut s'efforcer de *vivre naturellement;* voilà tout.

Pas de calcul. Aller d'instinct et ne point se brutaliser — ni se laisser aller à la dérive non plus.

En principe, on ne devrait jamais manger qu'en proportion du travail à faire -- et humainement possible, ni se fatiguer au-delà de ce que le tube digestif a pu prendre (normalement et sans artifices) en raison de l'énergie nerveuse disponible.

D'autre part — et toujours contrairement aux idées accréditées: la *dépense* se prélève sur un *capital acquis depuis plu-*

sieurs jours, et non point sur le dernier repas qu'on vient de faire. Bien mieux : lorsqu'on veut travailler ferme (intellectuellement ou corporellement), on doit s'abstenir de trop manger au préalable ; et lorsqu'on a beaucoup peiné il faut, avant de songer à manger, se reposer tout d'abord et bien dormir..., — donc renvoyer la réparation gastronomique au lendemain (mais alors *prendre le temps* de la faire — et de la digérer comme il faut) ; (1) enfin aussitôt après un fort repas il convient — tout en se dérouillant, — de ménager les nerfs pendant un temps suffisant (rappel).

Ne pas ajouter un surmenage à un autre surmenage.

Après une journée *trop bien* remplie, que faire pour se délasser du mieux possible ? 1° si l'on est vigoureux de reste, non abattu par la tâche accomplie, on essaiera d'un sport assez vif au grand air (si cela manque) pour retrouver de haute lutte l'équilibre ; 2° mais dans le cas contraire la prudence conseille (pour ce jour-là) de *ne plus se fatiguer d'aucune façon* et d'attendre que le repos ait (tant bien que mal) remis les sens pour, ensuite, se lancer (si l'on en a le loisir) ; en attendant l'on se bornera à des occupations plus douces, promenade, mouture de grains, etc, en s'efforçant de tirer le meilleur parti possible d'une mauvaise situation.

Il faut savoir compter avec ses forces lorsqu'on n'en a pas de trop.

Un dernier détail : Le sport physique pendant la grande chaleur du jour — surtout si l'on a le soleil dans le dos, — n'est bon qu'à la condition de *se dévêtir*. On remet sa veste au repos, ou quand l'atmosphère fraîchit (si l'on agit peu).

* * *

Au repos (ou au lit), les affaiblis n'oublieront jamais de se couvrir assez — et de se chauffer au besoin — s'ils ont trop dépensé (ou peu ou trop mangé), et en général en cas de malaise quelconque. Ne point perdre de vue non plus *le dos frais* et la *boisson* (chaude ou froide) (2). Divers.

(1) Voilà pourquoi les personnes fort occupées dont le sommeil est quinteux, ont tant besoin de pratiquer la « panacée » au coucher et les compresses au réveil, — sans préjudice de la cure d'eau interne.

(2) En route, avoir sur soi 125 gr. d'eau.

Pas de *laine à même la peau.* N'écoutons point les amollis, — habitués du gilet de flanelle, et porteurs de bas de laine en plein été: leur ignorance des bienfaits de l'eau froide (et leur surexcitomanie corrélative) les rend douillets et trop sensibles aux variations *naturelles* de température et d'atmosphère; et leur épiderme — inerte et moite de la tête aux pieds, ne peut pas plus se défendre des éléments ambiants que du frottement des effets. Pour un peu, il leur faudrait du lycopode... Ils manquent d'endurcissement et de rusticité; ne les écoutons donc pas, et surtout ne les imitons pas.

Seulement le soir, après l'agitation du jour, il est bon de se couvrir un peu plus chaudement et de changer de bas.

Une remarque en passant: l'exercice physique (raisonnable) est aussi nécessaire à *l'obèse* (bon estomac, mais manque de réactions périphériques), qu'au sujet *maigre* (habituellement dyspeptique): l'un y trouve le moyen de brûler son trop-perçu, l'autre y acquiert un supplément de motilité, et tous les deux y gagnent... en sens inverse.

7° ENTRAINEMENT ET ENDURCISSEMENT GENERAL

C'est la résultante des bonnes pratiques d'hygiène, l'estampille de la santé. Elle vient spontanément, peu à peu. Et par elle on se trouve définitivement à l'abri des malaises et même des infirmités... si l'on continue d'être sage.

POUR LES ENFANTS

Un mot seulement en faveur de ces êtres chéris sur la tête desquels nous reportons toutes nos affections et nos espérances, nos joies et nos peines, et que pourtant — tous que nous sommes, — nous maltraitons inconsciemment à qui mieux mieux et de mille façons, sous prétexte de les aimer et de leur vouloir du bien.

Nos animaux domestiques sont certainement soignés avec

plus d'intelligence, lorsqu'ils sont jeunes...

Il faudrait des volumes pour en parler. Bornons-nous à essayer de mettre en lumière, en quelques lignes: les *causes principales* — futiles en apparence mais continuelles, et colossales relativement à la faiblesse de ceux qui les subissent, — *de l'étiolement infantile;* motifs qui font qu'à l'heure actuelle et de plus en plus, les jeunes gens d'aujourd'hui — les meilleurs sujets surtout, — n'ont même plus la force de vivre et traînent après eux les infirmités de la vieillesse au moment où ils devraient s'épanouir dans toute la vigueur ascensionnelle de leur âge; — pauvres êtres plaintifs qui furent constamment comprimés, emprisonnés, enjuponnés, harcelés, surchauffés, alors qu'il leur eût fallu la liberté complète et fraîche des oisillons, et [illegible] maintenant en sont réduits, au seuil de leur existence, à souhaiter le repos et souvent la mort!

Nous ne connaissons rien de plus navrant qu'une telle déchéance.

Ce qu'il faudrait. — Que faudrait-il donc aux enfants, pour qu'ils puissent croître dans les meilleures conditions: peu de chose, mais à peu près tout le contraire de ce qu'on leur donne.

Ne confondons point les *petits* avec les *grands*.

Cette confusion, très habituelle, est funeste.

Songe-t-on à marier les enfants? Non: *l'enfant n'est comparable à la personne faite ni comme besoins, ni comme facultés.*

1° organes et tissus à l'état plus ou moins embryonnaire, non encore parachevés ni *résistants;*

2° souci de la *croissance* — autrement sérieux que celui de la réparation quotidienne, — absorbant toute l'énergie vitale.

L'enfant qui travaille avant l'heure, souffre doublement:

1° dans son ressort organique, qui risque de se fausser;

2° dans son expansion, qui risque d'avorter.

Et comme le *système nerveux* est l'âme de l'ensemble, voilà pourquoi *l'enfant redoute tout ce qui peut offusquer ses nerfs ou l'induire en dépense superflue:* une vie contemplative et la mise au vert, est son élément de prédilection; avec la liberté la plus large et une nourriture abondante (mais neutre), il poussera comme un champignon.

Roux, éditeur, à Aurillac (1 fr. 80).

Ses facultés digestives et assimilatrices sont immenses; il fait feu de tout bois; son seul écueil, c'est l'intervention maladroite des grands, lui imposant un *surmenage* (physique, alimentaire, intellectuel, moral). Abandonné à son instinct, comme l'animal primitif il ne commet pas d'excès et profite à fond de tous ses actes; au lieu que si l'on cherche à le « styler », on risque de le rendre fourbu et rachitique: chaque effort superflu le retarde, chaque coup de collier l'amoindrit.

L'homme fait — et bien fait — peut à la rigueur se permettre travaux et surexcitations continuels (au moins pendant un certain cycle), et se nourrir d'échauffants (sauf à se débarrasser par une alimentation végétale appropriée ou par des laxatifs) (1). L'enfant, non, parce qu'il a trop besoin d'acquérir et qu'il est faible; *tout ce qu'il fait ou prend doit lui profiter et ne point le fatiguer.* L'enfant voué au « picotin » comme l'adulte, s'exténue et perd du temps, végète et se déprime. —

Voyons maintenant quelques détails.

***

Tout petits.

Vie rustique, le plus possible.

Du repos et de la paix, d'abord; l'insouciance *absolue,* le grand air et la vie des champs ou tout au moins le libre exercice de tout le petit corps en plein air (fenêtres ouvertes); beaucoup de sommeil (nocturne), coucher tôt et lever tôt, comme les oiseaux; nourriture à discrétion, mais simple et non excitante *(pas d'aliments sucrés, sous aucun prétexte ni sous aucune forme*, c'est du *pain* qu'il faut) (2) ; comme boisson (également à discrétion, de l'eau fraîche (mais non froide).

Des camarades *du même âge* (pour jouer). Vêtements (en laine ou soie) légers et amples, dégageant bien le cou, et permettant les *mouvements vifs,* — au lieu de carapaces qui tuent. *La facilité de réaction* est ici un sûr garant contre le froid (pourvu que l'enfant ne soit ni gavé ni surexcité). Toutefois, pas de jambes à nu.

La surveillance doit être éclairée, mais *lointaine* et limitée aux risques d'accidents *sérieux:* refroidissements (aux repos

(1) Noter que les excitants alimentaires, — comme les détergents, — chassent les aliments trop tôt : d'où pour l'enfant un travail inutile, un leurre.

(2) En somme, c'est le régime B (p. 49). Et en fait de sucrerie (ad libitum), seulement des *fruits secs* (prunes, figues, raisins).

prolongés, mettre un par-dessus momentané) ; dangers de l'eau ou des excavations, des couteaux, du feu, etc.

Enfin, saines habitudes d'hydrothérapie quotidienne (douce et vive), comme il a été indiqué ; et de temps à autre un manteau espagnol froid et salé (au réveil), pour les enfants délicats ou énervés (durée 1 h. 30). Bains chauds tous les 8-15 jours.

***

Adolescents.

Comme ci-dessus encore, mais en s'efforçant de concilier les besoins impérieux du corps avec le souci des obligations sociales qui commencent à poindre (instruction, leçons de choses et tout ce qui prête au *raisonnement,* — considérations générales sur les *devoirs* du futur homme, la moralité, la nécessité du travail, les sujétions de la vie en commun, etc.) ; — en même temps l'alimentation serait progressivement élargie, rendue plus forte et stimulante, — plus virile et moins exclusivement végétale, de pair avec l'évolution matérielle du jouvenceau.

Dans les limbes.

Ce qu'on fait en réalité. — Avant même qu'il soit né, on s'ingénie à tuer l'enfant dans le sein de la mère : la surexcitomanie — et l'amollissement des mœurs qui en découle, ont pour conséquences *la névrose, la stérilité, les avortements* et *les avant-terme.*

La femme excitomane ne sera jamais grande pondeuse, et pour le peu qu'elle produise elle comptera plus de mauvaises couches que de bonnes. C'est une tare de dégénérescence sociale, qui abâtardit le sexe — et par contre-coup sa progéniture (à sa propre image, et par les mêmes moyens).

Les *manies* humaines résultent toutes d'une éducation vicieuse ; elles sont innombrables, depuis le simple sucromane, jusqu'au morphinomane, — en passant par tous les degrés : lactomanes, suralimentés, caféomanes, théomanes, alcoomanes, éthéromanes, opiomanes, etc. Or tous les maniaques sont plus ou moins des inconscients, — donc irresponsables ; et tous ont la rage d'inoculer à d'autres le virus qui les ronge. Des familles entières ont périclité et disparu lamentablement sous de telles effluves ; et plus d'un médecin-décadent (digne d'être interne), compte à son dossier de ces terribles hécatombes; c'est aussi le danger pour l'enfant, abandonné aux soins de parents maniaques. — Le malthusianisme, ce microbe de la dépopulation, trouve là son milieu de prédilection.

***

Au berceau — et en maillot, hélas ; et en voiture aussi.

Dès qu'il le possède, son premier rejeton, le couple neuro-suralimenté n'a qu'une idée, une idée fixe : le *garantir* de prétendus dangers extérieurs que l'imagination exaltée transforme en épouvantails.

La mère, — alors qu'elle serait tendre, dévouée, vigilante et toute à sa tâche, — est presque toujours inexpérimentée et souvent maladive ; elle s'ingénie donc *à couver* son enfant, et elle lui continue le plus longtemps possible *l'existence végétative* qu'il avait en elle : c'est de la démence extatique. Le jeune mari s'y prête, naturellement. Et de la sorte : *l'enfant, qui ne redoute rien tant que la vie mièvre et confinée,* se trouve privé de l'indispensable et accablé de tout ce qui peut lui nuire. — La tradition d'un atavisme aveugle le veut ; on fut élevé de cette façon, on a vu élever de même frères et sœurs, et l'on ne connaît rien de mieux : « maman faisait ainsi ». Et du reste, grand'maman — si elle est là, n'est pas la dernière à opiner.

Le nouveau-né : une momie, une chose, un paquet. On l'emprisonne correctement dans des langes, — mais on lui donne de charmants bonnets aux faveurs roses ou bleues, et les dentelles ne lui manquent pas ; puis on le charge d'effets ou de couvertures, on l'ensevelit dans de la plume ou des fourrures, on lui mesure l'air qu'il respire, on le calfeutre dans de charmants rideaux ou sous la capote (hermétiquement close et souvent munie d'un tablier ad hoc) d'une délicieuse petite voiture (oh ! si gentille, — et si commode en ce qu'elle dispense de porter l'enfant...) (1) ; on le garantit soigneusement du soleil et de la pluie ou de l'air frais, mais on lui prodigue l'eau chaude pour sa toilette, — toujours de l'eau chaude ; et on le tient bien douillettement et chaudement — dehors comme à la

(1) Rien de moins hygiénique que ces voiturettes où la tête mignonne ballotte indéfiniment ; et tellement exiguës et fermées pour la plupart, que l'enfant y passe des après-midi plus mauvais que dans sa chambre...

maison, — l'obligeant à dormir (lorsqu'il n'en aurait nulle envie) par des secousses rythmées (abrutissantes pour son cerveau). Lorsqu'on le confie aux domestiques (ou à une sœur aînée) pour la « promenade quotidienne », c'est bien autre chose...

Ainsi le petit être demeure indéfiniment couché et dans un perpétuel engourdissement, — enfoui plutôt (la tête presque toujours trop basse) en plein duvet; il ne quitte guère le lit (ou la voiture) que pour téter ou changer de linge. Et lorsqu'il pleure, trépigne, se révolte, on veut le *mater* en criant plus haut que lui et abusant de sa faiblesse, on le gronde, on le secoue, on le brutalise...; crie, pauvre pigeon, on ne t'écoute pas; « tu es un vilain », voilà tout; loin de le tirer de la prison, de le mettre à l'air, de fortifier ses membres et ses reins en le portant au bras le plus possible, on le laisse s'épuiser jusqu'à ce que, rouge à éclater ou exsangue, il retombe anéanti: on le maintient plongé dans la congestion perpétuelle, par le gavage et le bercement inexorable... *Il faut* que l'enfant *cède*. (1)

Mais par exemple on se préoccupe de nourrir bébé! et même, « pour le fortifier » on commence à lui donner un peu de *sucre* dans son lait (cause principale de la *diarrhée verte* des nourrissons); etc. — Et puis on lui fait de continuelles agaceries (on l'aime tant!). Et la soubrette de garde renchérit à son tour, par esprit d'imitation; ce ne sont que chansons assourdissantes, sauteries à lui rompre membres et vertèbres.

Dès l'origine, donc, on s'attache à ruiner le système nerveux de l'enfant (par surexcitation alimentaire et intellectuelle), et son ossature (par défaut d'exercice et d'hématose).

***

Le « mioche »; en robe, — et jambes et bras libres, enfin ! Encore la voiturette.

Bébé a grandi; bientôt il va marcher; — il marche!

C'est le moment de redoubler d' « attention » pour sa nour-

(1) Quelquefois c'est l'inverse ; on est nuit et jour en adoration devant lui ; on en fait un petit être insupportable et malheureux. Cela ne vaut pas mieux. —

Quoi qu'il en soit et dans tous les cas, on perd presque toujours de vue ce principe : *Le petit enfant qui pleure inopinément, sans motif évident, souffre, — soit qu'il se trouve mal à l'aise pour une cause quelconque, ou qu'il manque de ce dont il aurait besoin pour l'instant.*

C'est à rechercher ce motif qu'il faudrait s'appliquer. On n'y songe même pas : on bourre le marmot de caresses ou de friandises, ou bien « on s'énerve » et on le rudoie. — En définitive, on s'oppose à son essor physique et moral.

Roux, éditeur, à Aurillac (1 fr. 80).

riture et son habillement; les *œufs* font leur apparition, et les *sucreries, les farines lactées, les gâteaux secs,* etc; on le bourre jusqu'à l'indigestion, puis on l'oblige à dormir par là-dessus..... Quant aux mouvements en liberté, à l'aération et à l'hydrothérapie: le moins possible. Aussi les nuits sont-elles déjà moins calmes — dans le petit lit trop chaud et sans air, toujours; et le réveil est de plus en plus lourd, grognon, mais l'on n'y prend garde: « bébé grandit, a des caprices ».....

La mère voit en lui sa poupée d'antan, elle rêve d'en faire une gravure de la dernière mode; elle le cajole, le sangle, l'emprisonne... comme elle est elle-même.

Tout cela ne fait point l'affaire de bébé qui préférerait s'ébattre par terre (schocking!) et courir..., oui, il en a besoin, bien besoin...; mais on juge bon de résister, on réglemente: songez, que de dangers, s'il allait tomber..., et puis c'est du « dévergondage, de la mauvaise tenue, c'est inconvenant ». — « Ne fais pas cela »; « tiens-toi tranquille »; « voyons, cesse tes cris »; etc. — C'est la continuation de l'*existence momifiée.*

Du reste comment pourrait-il se remuer, le pauvret, affublé, bridé, ficelé, botté tout en laine, raide sous ses multiples et lourdes couvertures de vieillard, avec une *fourrure au cou* et un chapeau passe-montagne ou une immense coiffe, des souliers fourrés, etc, — tout cela sous un soleil de feu, souvent; — son pauvre petit visage cramoisi exprime la souffrance, il n'en peut plus, il suffoque, il a mal à la tête et au cœur...: on n'en voit rien! Ses plaintes, ses cris: des « manières » (1). Bien entendu il lui est interdit de boire à la fontaine d'à-côté (si tentante), et de manger des fruits crus — son régal et sa sauvegarde: « ça lui donnerait la colique ». — Et on l'entraîne de force, à grands pas, l'obligeant à courir dans cet état!! (2)—

(1) Certaines personnes, au contraire, vêtissent leurs enfants en dentelles, coutil ou cotonnade : c'est *dangereux* (l'été surtout). Il faut : laine ou soie, légère et flottante. Au lit, également : les couvertures en coton sont à rejeter.

(2) Il est à remarquer que *l'enfant n'a pas conscience du danger, il est sans défense; il ne sait ni définir, ni dire ce qui lui manque ou lui fait mal.* Qu'on le laisse au grand soleil, il y grillera indéfiniment sans se réfugier à l'ombre ; qu'il ait froid, il ne lui viendra pas à l'idée d'aller se chauffer : il s'engourdit dans son angoisse, dans son malaise, et il geint ou il pleure... A ceux, donc, qui en ont charge, de savoir prévoir pour lui sans enchaîner sa petite liberté, et discerner ses besoins légitimes — sans le brusquer mal à propos.

C'est la continuation du système de *compression*.

En même temps l'on martèle sans relâche sa cervelle d'oiseau ar des cris, des singeries, des secousses, des danses, et jus-u'à des leçons de choses (!) ; et cela pendant des heures, — es journées entières car le domestique succède aux parents... n a hâte de le voir parler, raisonner ; on l'habitue peu à peu se coucher tard, à veiller, à regarder les images, à épeler, — comme les grands » ; et on le fait lever beaucoup trop tard. En-n on le contraint à « manger de tout » (comme soi-même), sous rétexte qu' « il le faut »... ; etc, etc.

Dans la journée, encore le supplice de la petite voiture. — Bref, on horripile bébé, — bébé aux sens à peine éclos, et ui ne demanderait qu'à perdre son regard dans le bleu du iel et le vert des prairies et à jouer avec les infiniment etits comme lui.

Traité comme un cacochyme, bébé ne peut former ni ses uscles, ni ses poumons, ni ses os ; son sang est aqueux et chauffé ; rien ne se développe normalement et sainement en i, — rien, pas même son pauvre cerveau gélatineux dont on buse (pour l'amusement des grands). En compensation on le âte, on le comble de jouets et de confiseries ; — papa lui onne même le « petit canard » (au café ou à l'eau-de-vie), près son déjeuner, etc.

Et bébé devient peu à peu jouisseur, dépravé, capricieux, en ême temps que dyspeptique (déjà !), névropathe et chétif. onstamment sous le joug de la *congestion suralimentaire*, est à peine s'il peut parler et agir. Le « fœtus » continue à ester fœtus et de plus en plus se ratatine, faute *d'un peu de berté et de paix*.

***

Dès que vient l' « âge de raison », c'est une autre chanterelle. ce moment sous prétexte d'instruction, bébé passe à l'état de uteillé de Leyde.

Le bambin en culotte.

On ne se rend pas compte que le travail de la croissance sorbe *totalement* ses disponibilités, au fur et à mesure ; que n cerveau, — *cheville-ouvrière* du petit édifice, n'est que

Roux, éditeur, à Aurillac (1 fr. 80).

rudimentaire et redoute tous les à-coups (a fortiori le surmenage). On ignore tout cela. *On fait de bébé un autre soi-même,* on se le compare et l'on se dit : « puisque je fais une lecture facilement, pourquoi bébé en serait-il endommagé? »

On ne sait pas attendre au lendemain; on est mal portant, — donc obsédé: on a peur que bébé n'arrive pas, ne sache pas courir, n'apprenne rien.

La mère s'impose de le faire travailler: « elle s'y connaît, cela la concerne »... Le père acquiesce par galanterie, complaisance, ou pour avoir la paix. Et comme la mère n'est elle-même qu'une grande enfant et n'y entend rien, qu'*elle ne se doute pas de ce que peut être l'effort intellectuel à demander un jour à l'homme,* elle accapare le petit et l'absorbe derechef... Bébé ne quitte donc la férule magistrale que pour trouver la crécelle maternelle: pas le temps de souffler ni de jouer après la leçon ou en venant de manger; du reste l'infernal « programme scolaire » moderne l'enserre et le gave de mille choses hors de sa portée — sans un mot de l'a. b. c., l'étouffant d'abondance avant même qu'il ait acquis la moindre défense. Le père intervient aussi et « parachève »: au lieu du journal, « il s'occupe de l'enfant »; ça le distrait; il trouve très drôle — et commode (tout en humant son café), de faire lire ou réciter bébé *au sortir de table;* il lui pose un tas de questions « insignifiantes », — « un rien » (comme pour lui, toujours!) ; et il le tient cloué sur la sellette au lieu de le laisser prendre l'air avant la classe.

Bébé n'a pas le loisir de se détendre ni même de digérer; « as-tu fait tes devoirs? viens répéter ta leçon »; etc ; c'est l'antienne du matin au soir.

Et bébé végète et continue à dépérir. Il se défend comme il peut, par des escapades, des distractions, — on appelle cela ses « révoltes », sa « paresse », son « indiscipline »; on le menace, souvent on le punit, — on le prive même de récréation, de vacances! On l'oblige à travailler quand même, jusqu'à saturation.

Autre intervention maladroite du père: aux jours de congé, il songe à « réagir » contre l'engourdissement du bureau. Naturellement il entraîne l'enfant, le traite en camarade, en

Roux, éditeur, à Aurillac (1 fr. 80).

alter ego, ne le lâche pas d'une semelle; et il lui impose de grandes courses — à pied ou à bicyclette, d'un *train* qui l'excède et d'une *durée* qui l'épuise.

L'enfant n'a ni les *jambes,* ni le *nerf* ni surtout l'*endurance* de l'homme fait; sa nature est toute de caprice et d'inégalité; *la monotonie de l'attention et de l'effort* lui est pénible, la *persistance* encore plus. C'est un feu-follet, un sylphe; il va jusqu'à perte de souffle, jusqu'à ce qu'il tombe. *Sa croissance et sa formation ne lui laissent pas un iota à dépenser pour des raids; l'entraînement le mène droit au rachitisme.* —

Pour être complet, le père fait le pédant: pendant tout le trajet, au lieu de laisser le bambin sautiller, butiner, boire à longs traits la nature qui s'offre à lui, il lui tient des discours et des raisonnements à dormir debout; l'autre n'y comprend rien, cela l'ennuie et l'attriste. Ainsi sa récréation se trouve gâtée par l'absence d'un élément essentiel: *la gaieté.*

Inutile de dire que Bébé est un habitué du café au lait (ou du chocolat), du thé et du vin (comme papa et maman); il se suramente (pour « se soutenir »), etc.; — c'est un « petit homme ». — Inutile aussi d'ajouter qu'on ne lui ménage pas les gros vêtements, les pardessus, les fourrures même (« de peur qu'il ne prenne froid »); il porte des chaussures fourrées (pieds glacés) etc.; aussi n'a-t-il guère envie de gambader.

Membres, poitrine, poumons, estomac, intestin, tout cela est abominablement négligé ou brutalisé; et ce sont surtout la tête et les nerfs qui travaillent, — juste ce qu'il ne faudrait pas. On s'entête à perdre de vue la base: paix, nourriture saine, et des courses et cabrioles au grand air avec de petits camarades.

De plus en plus, l'enfant marque le pas; de plus en plus se tasse son minuscule ressort. Dans son visage émacié les yeux sont brillants, les pommettes rouges, et le petit nez pincé, aux narines tremblotantes et blêmes: Bébé se fatigue et s'épuise; mais on n'en veut rien voir.

*
* *

Le garçonnet (ou la fillette.)

Cela continue, croit et embellit. — Bébé est grand, maintenant; on l'appelle Louis; il a 12 ans et il va au lycée (depuis

Roux, éditeur, à Aurillac (1 fr. 80).

4 ou 5 ans, déjà). Il apprend une foule de choses dont il a la tête farcie; il est fort occupé; c'est un puits de science, — à part ses continuelles fautes d'orthographe. Cette année il aura tous les prix..., ou une méningite; — surchauffé et suralimenté, il a des « végétations » qu'on lui enlève périodiquement; on lui supprime les amygdales, on le martyrise; il toussote un peu et il a souvent mal à la tête, mais « ce n'est rien »..., « il a besoin de se purger ». — Et sa vie se module sur cette gamme d'enfer. Belle jeunesse, dont il se souviendra avec bonheur plus tard, s'il vit encore!...

Louis est maigre, ou trop gras. Essouflé au moindre effort, il ne peut soutenir une trotte raisonnable: « c'est la croissance ». Mais il est appliqué, travailleur; il rit rarement, et silencieusement; il ne batifole presque jamais; c'est un « sujet sérieux », — à 12 ans!... A 15 ans il n'en pourra plus...

Pour un enfant normalement constitué, le travail de 15 à 25 ans est d'or: Louis n'en aura pas le loisir ni le bénéfice, il s'est usé dans sa fleur; il n'arrivera pas à fruit parce qu'*il a anticipé.*

Force lui sera donc de renoncer aux hautes situations. — S'il peut décrocher le baccalauréat, ce sera son triomphe; ensuite il ira garnir les rangs des subalternes. Mais sa santé n'en vaudra pas mieux. —

On protège le *travail corporel* de l'enfance: quand donc songera-t-on à atténuer son *travail cérébral?*

Et le danger est d'autant plus redoutable que les maîtres n'en ont cure; au contraire, ils renchérissent pour le renom de leur classe. Du reste, eux aussi ont été victimes (pour la plupart), d'un surmenage infantile, — victimes d'une civilisation décadente; ils sont vieillis avant l'âge, déprimés, neurasthéniques, rhumatisants, sclérotiques, bronchitiques, valétudinaires; et au lieu de se mettre à la portée des élèves et de s'efforcer de les préserver du même calvaire, ils sembleraient plutôt disposés à forcer rageusement la note: « ils y sont bien passés et n'en sont pas morts ». C'est le fatalisme du laminoir universitaire. Puis ils sont grincheux; ils craignent le froid et l'humidité, ils chauffent les salles à outrance et hors de l'hiver, ne veulent jamais aérer même en plein soleil, etc; exigeants pour les devoirs de classe, ils sont tout disposés à sévir contre les « mauvais élèves » auxquels ils prodiguent les pensums, etc. — Au point de vue de la formation morale de l'élève, enfin, beaucoup trop d'entre eux sont déplorables: énervés et sensiblomanes, psychiâtres ou cyniques, subversifs et révoltés, voltairiens, mesquins, — séniles.

Le bouquet, c'est l'internat, — l'internat dans ces infâmes « palais scolaires », casernes où tout est pour la vanité et où l'on refuse à l'enfant jusqu'à la vue, l'espace, le jeu, la gaieté, l'air, la lumière,... ne lui octroyant en échange qu'une abominable mixture de tout ce qui lui peut faire du mal (alimentation et étude).

Et la fillette? Oh elle se débrouille. Il y a des grâces d'état)our elle, car nul n'ignore qu' « une femme en sait toujours ıssez »: il lui faut des années et des années de paperasses et le « cours », pour acquérir un rudiment scientifique à tenir lans un dé à coudre. —

Mais cela lui permet de lutter contre le mauvais régime; .ussi, malgré le corset et la gourmandise, elle achève tant bien ue mal son évolution organique, — un peu fluette ou « nereuse » il est vrai, mais « c'est l'âge qui le veut ».

Donc, elle se laisse vivre le plus possible; maman la « dres-e » (avec pas mal de coquetterie autour); quant à papa, *il la âte tant qu'il peut,* c'est son orgueil: *sa* fille!.... « Le mari era le reste ». —

Voilà, en général, comment on prépare les futures mères de ımille à la lutte pour l'existence: pas d'énergie, pas de santé, eu d'instruction ni même de moral. Suivant l'éducation reçue)lus ou moins mondaine) et les lectures (plus ou moins frivo-s), etc., on en fait: des jouisseuses et des évaporées — trop ıuvent gangrenées, ou des mystiques qui renoncent **à la** vie 'ant d'y avoir goûté; de toute façon, des non-valeurs.

***

Le jeune homme, — lorsqu'il ne meurt pas d'une appendicite L'adolescent-homme.

Roux, éditeur, à Aurillac (1 fr. 80).

ou d'une fièvre infectieuse, continue donc à fondre: ce n'est plus un adolescent, c'est un philosophe ou un sybarite, taciturne ou compassé, vieillot.

A l'âge de 15 ans il est blême, affaissé, impuissant: on a systématiquement étouffé en lui toute velléité d'expansion. C'est: ou un cancre en humeur d'arrivisme, ou un raté bon pour les sinécures et mûr pour la retraite anticipée, heureux lorsqu'il espère hériter de quelques rentes pour soigner ses infirmités.

* * *

L'adulte-vieillard.

A 20 ans, — après le service militaire qui aguerrit plus ou moins mais non sans besoin, — « on se case... » comme on peut. Et l'on s'oriente volontiers « vers la politique ».

On s'ingénie à alléger les charges de la vie, trop lourdes pour de débiles épaules: on exquive les difficultés, on louvoie, on renonce aux entreprises, on aime le jeu, on s'abandonne aux plaisirs faciles, on « compte » les enfants, — on frustre la Société. — Bien entendu, les lois faites par de tels cerveaux s'ils y sont appelés, ne sauraient favoriser les grandes familles: au diable !.... « chacun pour soi ». —

En ce qui concerne la femme, — mort-née elle aussi ou tout au moins inexpérimentée (et d'autant plus prétentieuse), — ses aspirations sont très personnelles: elle veut « être quelqu'un » et « faire figure dans le monde ».

Etre maîtresse chez elle, ne travailler que le moins possible, pianoter, faire toilette et tenir salon: tout pour l'extérieur, — à moins qu'elle n'incline au suprême renoncement, ce qui ne vaut guère mieux. Le mariage n'est pour elle, au fond, qu'un expédient: la forte dose de fatuité bourgeoise que lui insufflent sa dot, son patrimoine et ses « espérances », lui font envisager le mari comme un toutou et les enfants comme une gêne et une fatigue. — Le bonheur en ménage: « une chaumière et un cœur? » vieux jeu !

Au surplus pourquoi se gênerait-elle? en France, la femme oisive et sans enfants est la plus recherchée. Les familles nombreuses sont honnies, ridiculisées, traquées, écrasées d'impôts, persécutées de mille façons ; c'est à qui les repoussera du pied. —

Ainsi, comme base sociale, la femme française est plutôt faible. C'est donc à elle, — cause originelle, — qu'il convient d'appliquer cet axiome : *enfants élevés et instruits par des amollis, ne sauraient faire souche.*

La *dépopulation* vient de là — et aussi du mode fâcheux de répartition des biens dans leur transmission par voie d'héritage.

CONCLUSION

Bilan : santé de carton, et postérité de pacotille qu'on tend, du reste, à rogner au « strict minimum ».

Nous connaissons déjà la monstrueuse *ovariotomie*. Et ne fut-il point question, dans de récents congrès, de *supprimer* (purement et simplement) les souffre-douleurs et tous les incurables (ou prétendus tels) ? ensuite viendrait probablement le tour des vieillards..... ? Et encore, le fameux « examen mental » des accusés, poussé aux dernières limites de la subtilité et de la sensiblerie (1) : aujourd'hui le pire gredin est devenu « intéressant », et les sympathies de la Justice (et de la Publicité) vont plutôt à lui ; c'est de cette philosophie dissolvante et stupide, qu'est sortie la loi qui permet à l'inculpé de se faire assister par son avocat devant le juge d'instruction et de paralyser celui-ci. Etc, etc.

Comme civilisation, tout cela est assez réussi. Le flamboyant *Mane thecel pharès* serait-il à nos portes ? —

En vérité, le pivot social semble dévié. La raison chancelle dans les meilleures cervelles, au milieu de cette fantasmagorie d'énergumènes et de farceurs en goguettes ; la conscience publique, peu à peu s'émousse et disparaît. Les masses finissent par accepter le joug ; elles prennent le pli et s'habituent à vivre au jour le jour, bêtement, platement, follement, férocement, salement : c'est l'enlizement de toute noblesse humaine dans le trivial cloaque du **Moi**.

Ah ! il n'est que temps d'enrayer. —

(1) Loi de 1907, art. 37.

Roux, éditeur, à Aurillac (1 fr. 80).

Il faudrait, surtout, s'occuper d'une façon plus sérieuse de la *santé publique*. Sans la santé, rien qui vaille; et d'autre part les mal-portants sont presque toujours les exagérés, mécontents, révolutionnaires, détraqués, dissolus, — c'est-à-dire les fauteurs de tous désordres.

Le point de départ du vrai progrès est donc : Hygiène bien comprise.

On en parle beaucoup, de l'hygiène..., mais ce que nous en disent et offrent jusqu'ici les milieux officiels serait plutôt pour nous en dégoûter à tout jamais. Rien ne trouve plus grâce à leurs yeux : pour la question des eaux potables, ils ruinent les villes par leurs pédantes exagérations ; il faudrait tout réformer, selon eux, — tout jusqu'à notre vaisselle ! si on les laissait faire (avec leur dada-microbe surtout), nous serions bientôt « conservés » en bocal... ou parqués dans les airs à une altitude « suffisante » au-dessus du plancher des vaches. —

Au surplus on met la charrue avant les bœufs (erreur de méthode, toujours) : *la base de l'hygiène publique elle-même, c'est l'hygiène de la famille;* or pour cette dernière on n'a encore rien fait du tout (c'est justement pourquoi nous nous y consacrons). —

Résumons :

1° *les conquêtes de la science doivent avoir pour premier fondement l'Hygiène at home:* il serait évidemment absurde d' « élargir » notre sphère d'action avec une orientation telle, que notre existence intime en fût embrumée, amoindrie, compromise, raccourcie — et même coupée net à sa source !

2° *La santé et la moralité, doivent être la fin de toutes nos ambitions avouables.* Avec cette boussole-là, on ne risque pas de s'égarer.

Pratiquons donc l'Hygiène ; améliorons — mais respectons la Femme ; et consolidons le Foyer. Sinon nous sombrons, comme les Polonais ou les Mahométans.

Décembre 1908 E. Dupin (*E. Detois*),

Ingénieur en chef des Ponts et Chaussées en retraite.

Erratum. — Page 33 (compresses), au lieu des deux mots : compression dorsale, lire : compresse.

Page 46 (21°). Au lieu de : pain *desséché*, lire : farineux *secs*.

TABLE DES MATIÈRES

AURILLAC. — IMPRRIMERIE MODERNE, 6, RUE GUY DE VEYRE.